张振 编

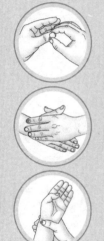

人体经络穴位按摩全书

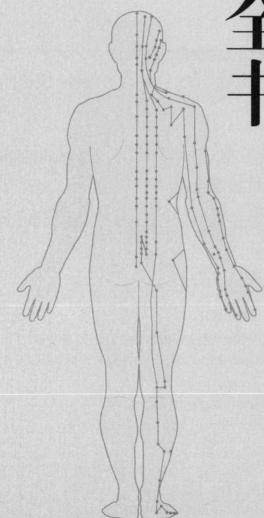

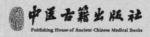

中医古籍出版社

Publishing House of Ancient Chinese Medical Books

图书在版编目（CIP）数据

人体经络穴位按摩全书 / 张振编. —— 北京：中医
古籍出版社，2023.3
ISBN 978-7-5152-2523-4

Ⅰ.①人… Ⅱ.①张… Ⅲ.①经络—穴位按压疗法
Ⅳ.①R224.1

中国版本图书馆 CIP 数据核字 (2022) 第 122953 号

人体经络穴位按摩全书

张　振　编

策划编辑　　姚　强
责任编辑　　张雅娣
封面设计　　邵丽丽
出版发行　　中医古籍出版社
社　　址　　北京市东城区东直门内南小街 16 号（100700）
电　　话　　010-64089446（总编室）010-64002949（发行部）
网　　址　　www.zhongyiguji.com.cn
印　　刷　　天津海德伟业印务有限公司
开　　本　　640mm×910mm　1/16
印　　张　　16
字　　数　　270 千字
版　　次　　2023 年 3 月第 1 版　2023 年 3 月第 1 次印刷
书　　号　　ISBN 978-7-5152-2523-4
定　　价　　69.00 元

前　言

　　现代社会，人们的物质生活水平不断提高，压力也越来越大，诸如失眠、颈肩酸痛、心悸、月经不调等病症逐渐增多，加之现代人饮食不规律、疏于节制而造成体质趋向阴阳不调，大病小症一一出现。因此，近年来兴起了一股天然养生热，而顺应先人颐养之道的经络穴位按摩，尤其受到人们的推崇。

　　在中医养生观念里，人们的日常生活宜顺应四季、阴阳、天地、经络走向等养生原则来进行，否则就容易生病。依循经络运行，配合穴位按摩，可以在很大程度上缓解身体的各种不适。经络穴位对人体具有的保健功能虽看似通用，但实际上却各不相同。尽管穴位按摩对人体病症确有缓解效果，但取穴位置是否到位、针灸深度是否精准、配穴治疗是否正确、按压力度是否合宜，皆关乎人体性命安危。因此，具备正确的经络穴位按摩常识，不仅可以自救，亦可救人。

　　本书所囊括之人体穴位，皆是人体临床常见特效穴，其详尽的穴位解说、主治病症、人体取穴部位与疾病配穴、按摩手法及力度皆配以精美图说、浅显文字，使读者一目了然，是家庭必备的自疗养生书。针对人体各经络的穴位名，引用先人医典，如《黄帝内经》《医宗金鉴》《针灸甲乙经》《针灸大成》等，逐一解释各穴之疗效。敲通经络可以延年益寿，指压穴位可以改善病症。各界中医师提倡"治病应药食同源，从根本治疗"，本书认为"治病可辅以穴位按摩来保健养生"，其不仅是人体健康的重要保证，甚至可成为各科疾病治疗的有力辅助手段。

目 录

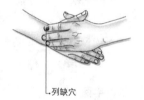

列缺穴

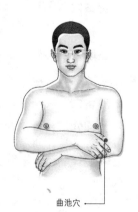

曲池穴

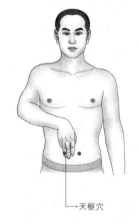

←天枢穴

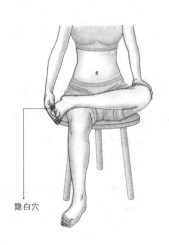

隐白穴

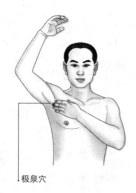

极泉穴

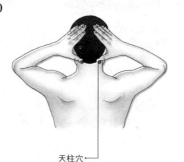

天柱穴

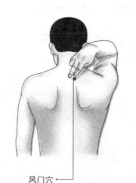

风门穴

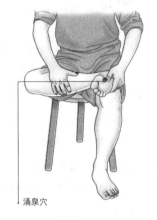

涌泉穴

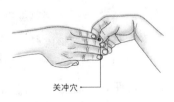

关冲穴

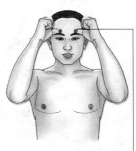

阳白穴

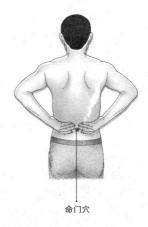

命门穴

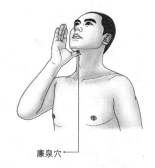

廉泉穴

绪　章

身体的反射区和人体穴位

　　人体主要有5大反射区：面部反射区、左足背反射区、右足背反射区、掌部脏腑反射区、手部反射区。这些反射区分别对应人体的不同部位和脏腑，在穴位按摩中发挥着重要作用。

　　人体的经络系统主要包括十二正经、奇经八脉、十五别络、十二经别、十二经筋等。十二正经，即手、足三阴经和手、足三阳经，合称"十二经脉"，是人体气血运行的主要通道。奇经八脉是督脉、任脉、冲脉、带脉、阳维脉、阴维脉、阴跷脉、阳跷脉的总称，有统率、联络和调节十二经脉等作用。这两大经络系统为人们日常保健所常用，故本书予以着重介绍。

　　用自己的手指作尺度，可以轻松地找到人体经络上的穴位，再通过按法、摩法、推法和捏拿法4大手法，就能轻松实现经络穴位的自我按摩。

面部反射区

人的面部以鼻中线为分界线，从上到下，从鼻到耳，分别对应人体的不同部位。并且，左右两侧呈对称状。

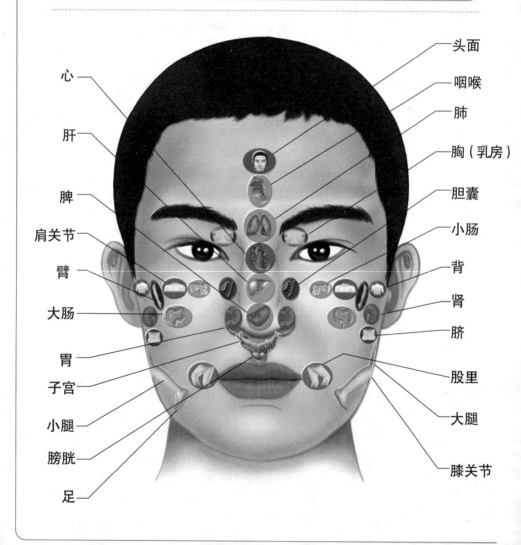

心

肝

脾

肩关节

臂

大肠

胃

子宫

小腿

膀胱

足

头面

咽喉

肺

胸（乳房）

胆囊

小肠

背

肾

脐

股里

大腿

膝关节

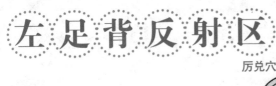

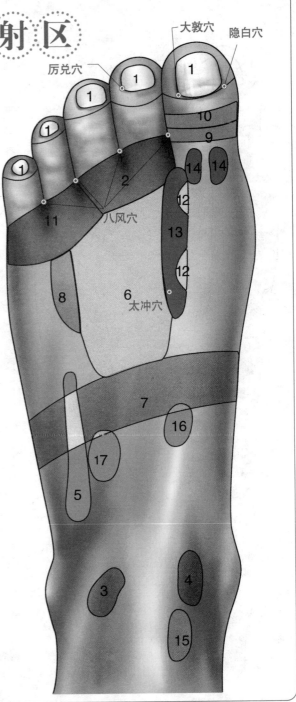

1 脸面

主治：面部神经麻痹、脸部皮肤瘙痒。

2 眼睛

主治：眼睛疲劳、结膜炎、角膜炎、白内障、近视、远视、散光。

3 上身淋巴腺

主治：发热、囊肿、肌瘤及各种炎症。

4 下身淋巴腺

主治：发热、囊肿、肌瘤、蜂窝性组织炎、腿部水肿。

5 肩胛骨

主治：肩胛骨酸痛、背痛、五十肩、肩关节酸痛。

6 乳房、胸腔

主治：胸闷、经期乳房肿痛、乳腺炎。

7 横膈膜

主治：打嗝、胀气、呕吐、腹痛、恶心。

8 内耳迷路

主治：头晕、眼花、耳鸣、目眩、高血压、低血压。

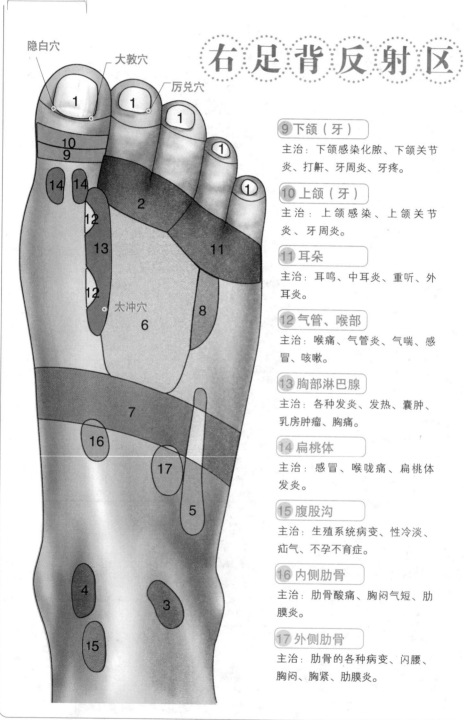

右足背反射区

隐白穴

大敦穴

厉兑穴

太冲穴

9 下颌（牙）

主治：下颌感染化脓、下颌关节炎、打鼾、牙周炎、牙疼。

10 上颌（牙）

主治：上颌感染、上颌关节炎、牙周炎。

11 耳朵

主治：耳鸣、中耳炎、重听、外耳炎。

12 气管、喉部

主治：喉痛、气管炎、气喘、感冒、咳嗽。

13 胸部淋巴腺

主治：各种发炎、发热、囊肿、乳房肿瘤、胸痛。

14 扁桃体

主治：感冒、喉咙痛、扁桃体发炎。

15 腹股沟

主治：生殖系统病变、性冷淡、疝气、不孕不育症。

16 内侧肋骨

主治：肋骨酸痛、胸闷气短、肋膜炎。

17 外侧肋骨

主治：肋骨的各种病变、闪腰、胸闷、胸紧、肋膜炎。

掌 部 脏 腑 反 射 区

　　这是掌部脏腑反射区图，参照此图，按图索骥，可以快速掌握各反射区的准确位置，配合适当的按摩技巧，可达到自我保健、防治疾病的目的。

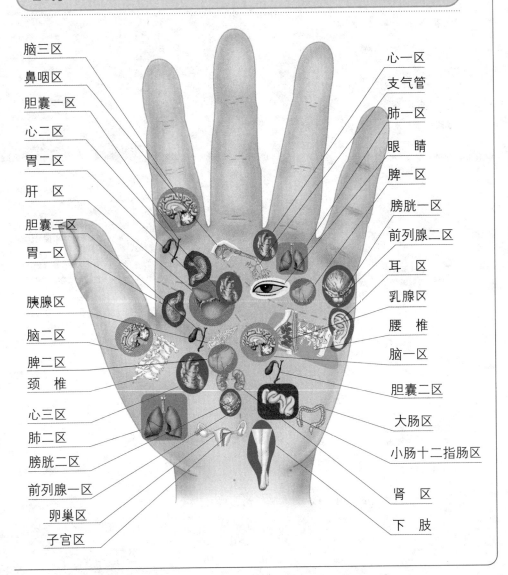

脑三区
鼻咽区
胆囊一区
心二区
胃二区
肝 区
胆囊三区
胃一区
胰腺区
脑二区
脾二区
颈 椎
心三区
肺二区
膀胱二区
前列腺一区
卵巢区
子宫区

心一区
支气管
肺一区
眼 睛
脾一区
膀胱一区
前列腺二区
耳 区
乳腺区
腰 椎
脑一区
胆囊二区
大肠区
小肠十二指肠区
肾 区
下 肢

手部反射区

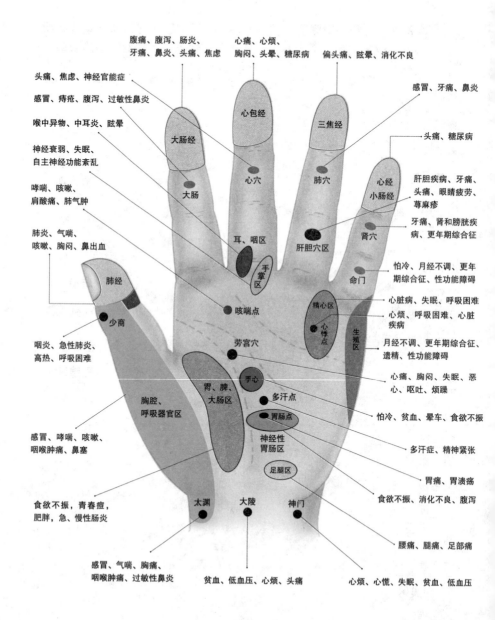

腹痛、腹泻、肠炎、
牙痛、鼻炎、头痛、焦虑

心痛、心烦、
胸闷、头晕、糖尿病

偏头痛、眩晕、消化不良

头痛、焦虑、神经官能症

感冒、痔疮、腹泻、过敏性鼻炎

喉中异物、中耳炎、眩晕

神经衰弱、失眠、
自主神经功能紊乱

哮喘、咳嗽、
肩酸痛、肺气肿

肺炎、气喘、
咳嗽、胸闷、鼻出血

感冒、牙痛、鼻炎

头痛、糖尿病

肝胆疾病、牙痛、
头痛、眼睛疲劳、
荨麻疹

牙痛、肾和膀胱疾
病、更年期综合征

怕冷、月经不调、更年
期综合征、性功能障碍

心脏病、失眠、呼吸困难

心烦、呼吸困难、心脏
疾病

月经不调、更年期综合征、
遗精、性功能障碍

心痛、胸闷、失眠、恶
心、呕吐、烦躁

怕冷、贫血、晕车、食欲不振

多汗症、精神紧张

胃痛、胃溃疡

食欲不振、消化不良、腹泻

腰痛、腿痛、足部痛

心包经

大肠经

三焦经

肺穴

心经

小肠经

肾穴

命门

精心区

心悸点

生殖区

心穴

大肠

耳、咽区

手掌区

咳喘点

肝胆穴区

劳宫穴

手心

胃、脾、
大肠区

多汗点

胃肠点

神经性
胃肠区

足腿区

肺经

少商

咽炎、急性肺炎、
高热、呼吸困难

胸腔、
呼吸器官区

感冒、哮喘、咳嗽、
咽喉肿痛、鼻塞

食欲不振，青春痘，
肥胖，急、慢性肠炎

太渊

大陵

神门

感冒、气喘、胸痛、
咽喉肿痛、过敏性鼻炎

贫血、低血压、心烦、头痛

心烦、心慌、失眠、贫血、低血压

教您轻松找穴位

手指度量法

　　中医里有手指"同身寸"一说，就是用自己的手指作为寻找穴位的尺度。人有高矮胖瘦，骨节自有长短不同，虽然两人各测得1寸长度，但实际距离却是不同的。

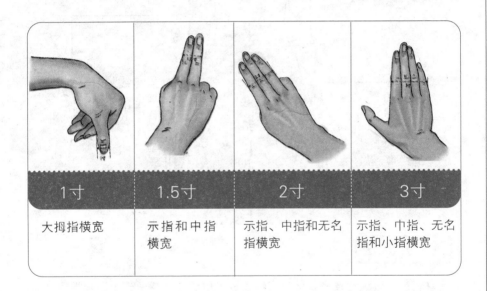

1寸	1.5寸	2寸	3寸
大拇指横宽	示指和中指横宽	示指、中指和无名指横宽	示指、中指、无名指和小指横宽

标志参照法

固定标志：如眉毛、脚踝、指甲或趾甲、乳头、肚脐等，都是常见的判别穴位的标志。如印堂穴位于双眉的正中央，膻中穴位于左右乳头中间的凹陷处。

动作标志：必须采取相应的动作姿势才能出现的标志，如张口取耳屏前凹陷处即为听宫穴。

身体度量法

利用身体的部位及线条作为简单的参考度量，也是找穴的一个好方法。

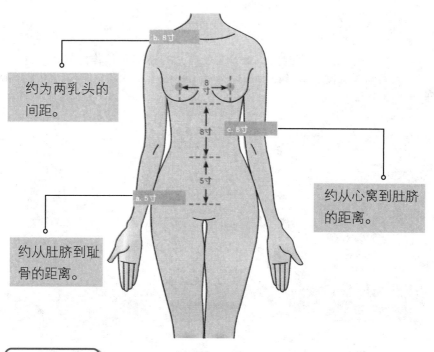

约为两乳头的间距。

约从心窝到肚脐的距离。

约从肚脐到耻骨的距离。

徒手找穴法

触摸法：以大拇指或其他四指指腹触摸皮肤，如感觉到皮肤异常粗糙，或刺痛，或有硬结，可能就是穴位所在。

抓捏法：以大拇指和示指轻捏感觉异常的部位，当捏到经穴部位时会感觉特别疼痛，而且身体会不由自主地想逃避。

按压法：对抓捏时皮肤感到疼痛的部位，再以大拇指或示指轻压此处并画小圈。如果指头碰到有点状或条状硬结的部位，即可确定是经穴所在的位置。

穴位按摩常用四大手法

掐按法　这是最常用的按摩手法，动作简单易学。

按摩法	使用部位	说明	适用部位
指按掐法	手指	以大拇指指腹在穴位或局部做定点穴位按压（或掐）	全身
掌按法	手掌	双手交叉或重叠，利用手掌根对定点穴位自上向下按摩	面积较大且平坦的部位，如腰背及腹部
肘压法	肘	将肘弯曲，利用肘端针对定点穴位施力按压	由于刺激较强，适用于体形较胖、感觉神经较迟钝者或肌肉丰厚的部位，如臀部和腿部

摩法　这是按摩手法中最轻柔的一种，力道所及仅限于皮肤及皮下。

按摩法	使用部位	说明	适用部位
指摩法	手指	利用示指、中指和无名指等指腹进行轻揉按摩	胸部腹部
掌摩法	手掌	利用手掌掌面或根部进行轻揉按摩	脸部、胸部腿部

推法　用手指或手掌着力于人体一定部位或穴位向一定方向推动。

按摩法	使用部位	说明	适用部位
指推法	手指	用大拇指指腹及侧面在穴位或局部做直线推进，其余四指辅助，每次按摩可进行4~5次	范围小的酸痛部位，如肩、腰及四肢
掌推法	手掌	利用手掌根部或手指按摩特定部位。面积较大或要加强效果时，可用双手交叉重叠的方式推压	面积较大的部位，如腰背和胸腹部
肘推法	肘	将肘弯曲，并利用肘端施力推进	由于刺激较强，适用于体形较胖者及肌肉丰厚之处，如臀部和腿部

捏拿法　以大拇指和其余手指的指端，像要抓起东西的样子，稍用力提起肌肉，即拿法；而捏法是用拇指和示指把皮肤和肌肉捏起来。

按摩法	使用部位	说明	适用部位
捏拿法	手指	用大拇指、示指和中指的力量，在特定部位及穴位上，以捏掐及提拿的方式施力。力道要柔和，由轻而重，再由重而轻	颈部和肩部及四肢部位

第①章

手太阴肺经经穴

　　手太阴肺经是一条与呼吸系统功能密切相关的经络，它还关系到胃和大肠的健康。此经脉始于胃部，循行经大肠、喉部及上肢内侧，止于示指末端，经气由此与手阳明大肠经相接。

　　本经所属腧穴主治与"肺"有关的病症，如咳、喘、咳血、咽喉痛等肺系疾患及经脉循行部位的其他病症。《黄帝内经·灵枢·经脉》中记载："肺手太阴之脉……主肺所生病者，咳，上气，喘喝，烦心，胸满，臑臂内前廉痛厥，掌中热。"

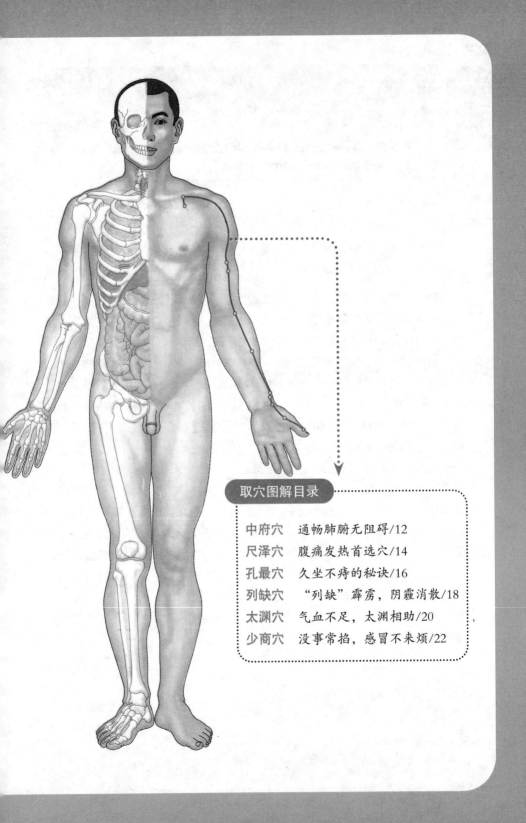

ZHONG FU XUE
中府穴 通畅肺腑无阻碍

主治 支气管炎 哮喘 胸痛 肩背痛

中府穴出自《脉经》是手太阴肺经的募穴，别名膺中框、府中俞、肺的募穴。《针灸大成》中载，此穴"治少气不得卧"。中医认为说，"少气"即气不足，"不得卧"是因为气瘀积在身体上部，按摩此穴位可以使瘀积之气疏利而通畅，对于通畅内脏抑郁瘀积之气，即现在说的"郁闷"有效。

命名：中，指中焦；府，是聚集的意思。手太阴肺经之脉起于中焦，此穴为中气所聚，又为肺之募穴，藏气结聚之处。肺、脾、胃合气于此穴，所以名为中府。又因位于膺部，为气所过的俞穴，所以又称膺俞。

部位：属于手肺经脉的穴位。（1）两手叉腰立正，锁骨外侧端下缘的三角窝，由此三角窝正中垂直往下数1条肋骨（平第1肋间隙）处即是本穴；（2）男性乳头外侧旁开两横指，往上数3条肋骨处即是本穴（平第1肋间隙）；（3）胸前壁的外上方，云门穴下1寸，前正中线旁开6寸，平第1肋间隙处也是本穴，此穴有止咳喘补气健脾的作用。

主治：（1）《针灸大成》中记载："主腹胀，四肢肿，食不下，喘气胸满，肩背痛，呕哕，咳逆上气，肺系急，肺寒热，胸悚悚，胆热呕逆，嗌唾浊涕，风汗出，皮痛面肿，少气不得卧，伤寒胸中热，飞尸遁疰，瘿瘤。"（2）中府穴在针灸经络属肺与脾脏经络交会的穴位，所以还可以泻除胸中及体内的烦热，是支气管炎及哮喘的特效穴；（3）对于扁桃体炎、心脏病、胸肌疼痛、头面及四肢浮肿等症也有调理功效；（4）坚持按压此穴，对支气管炎、肺炎、咳嗽、气喘、胸肺胀满、胸痛、肩背痛等病症具有很好的调理功效。（5）肺痛配肾俞合谷，胸满配中府，咳嗽配肺俞孔最，哮喘配膻中内关。

自我取穴按摩法

① 正坐或仰卧；

② 右手示、中、无名三指并拢，用指腹按压左胸窝上，锁骨外端下，感到有酸痛闷胀之处；

③ 向外顺时针按揉1～3分钟；

④ 再用左手以同样的方式逆时针按揉右胸中府穴。

取穴 按摩

▶ 精确取穴

云门穴下1寸，前正中线旁开6寸。

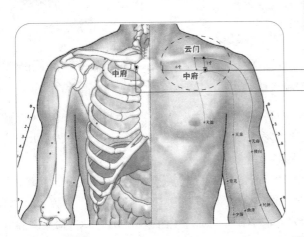

平第1肋间隙处。

功用

肃降肺气，和胃利水。

配伍治病

胸热：中府配大杼、膺俞、缺盆、背俞。

▶ 取穴技巧

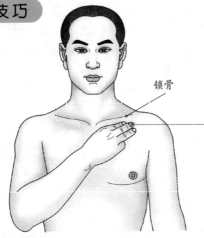

锁骨

正坐或仰卧，将右手三指（示、中、无名指）并拢，放在胸窝上，中指指腹所在的锁骨外端下即是该穴。

▶ 自我按摩

右手示、中、无名三指并拢，向外顺时针按揉左胸中府穴，再用左手以同样方式逆时针按揉右胸中府穴，各1～3分钟。

程度	摩揉法	时间(分钟)
适度		1～3

尺泽穴 腹痛发热首选穴

CHI ZE XUE

主治　咳嗽　气喘　肾虚　过敏

尺泽穴属于手太阴肺经，出自《黄帝内经·灵枢·本输》，又名鬼受、鬼堂，为肺经的合穴。"合"有汇合的意思。经气充盛，由此深入，进而汇合于脏腑，恰似百川汇合入海，故称为"合"。尺泽穴为肺经合穴，既具有合穴的共性，又有自己的特性。

命名：尺，长度单位；泽，指水之聚处。在"考骨度法"中，有从腕至肘定为一尺者，穴当肘窝深处，为肺经合穴，属水，杨上善指出水井泉，流注行已，便入于海，因名尺泽。

部位：尺泽穴位于手臂肘部，取穴时先将手臂上举，在手臂内侧中央处有粗腱，腱的外侧即是此穴。

主治：（1）此穴有清实肺气泻火降压的作用。按摩此穴对无名腹痛有特效；（2）对咳嗽、气喘、肺炎、支气管炎、咽喉肿痛有一定疗效；（3）尺泽穴是最好的补肾穴，通过降肺气而补肾，最适合上实下虚的人，喘不上气，此时可点揉肺经的尺泽穴；（4）肘臂肿痛、皮肤痒、过敏等病症，坚持按压此穴，会有很好的调理功效；（5）治咳嗽、哮喘配列缺肺俞，咽痛用针点刺出血时关节炎配合谷。

自我取穴按摩法

① 伸左臂向前，仰掌，掌心朝上；
② 微微弯曲约35°；
③ 用右手，手掌由下而上轻托左肘部；
④ 弯曲右手大拇指，以指腹按压肘窝凹陷处，有酸痛的感觉；
⑤ 每次左右两手各按压1～3分钟。

取穴 按摩

▶ **精确取穴**

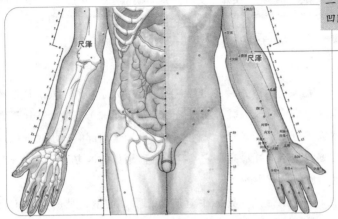

肘横纹中，肱二头肌腱桡侧凹陷处。

▶ **取穴技巧**

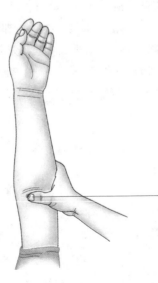

功用

清宣肺气，泻火降逆。

配伍治病

咳嗽、气喘：尺泽配肺俞。

肘臂挛痛：尺泽配曲池。

伸臂向前，仰掌，掌心朝上。微微弯曲约35°。以另一只手的手掌由下而上轻托肘部。弯曲大拇指，指腹所在的肘窝中一大凹陷处即是该穴。

▶ **自我按摩**

弯曲大拇指，以指腹按压尺泽穴，每次左右两手各按压1~3分钟。

程度	拇指压法	时间(分钟)
适度		1~3

KONG ZUI XUE
孔最穴 久坐不痔的秘诀

主治 大肠炎 痔疮 头痛 支气管炎 肺结核

孔最穴属于太阴肺经的郄穴，出自《针灸甲乙经》。传说曾治愈孔子的痔疮，故名孔最。

命名：孔，孔隙的意思；最，多的意思。孔最穴是肺经之穴。从四季时序上讲，肺与秋对应，性燥，肺经所过之处其土（肌肉）亦燥，从尺泽穴流来的地部经水大部分渗透漏入脾土之中，脾土在承运地部的经水时就像过筛一般，所以此处穴位名叫孔最穴。它是肺脏气血聚集的地方，所以能开窍通瘀，是调理孔窍疾病最有用的穴位。

部位：在尺泽穴下约5寸处。手臂前伸，手掌向上，从肘横纹（尺泽穴）直对腕横纹脉搏跳动处（太渊穴）下行5寸处。

主治：（1）此穴有肃降肺气清清肺热、凉血止血之功，坚持按摩此穴能治疗大肠炎及痔疮；（2）用力强压（或灸）20分钟即可出汗；（3）对身体发热、头痛、吐血、肺结核、手指关节炎、咳嗽、失声、咽喉痛等病症都有很好的调理功效；（4）能治疗支气管炎、支气管哮喘、肺结核、肺炎、扁桃体炎、肋间神经痛等；（5）头痛配天柱、大杼对戒烟有较好效果。

自我取穴按摩法

①左手臂向前，仰掌向上，右手握住左手臂中段处；
②用右手拇指指甲垂直下压揉按，有强烈的酸痛感；
③左右各有1穴，先左后右，每次各揉按 1 ~ 3 分钟。

取穴 按摩

▶ 精确取穴

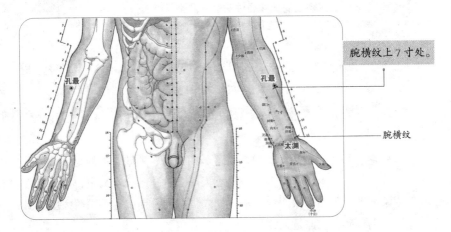

腕横纹上7寸处。

孔最

太渊

腕横纹

▶ 取穴技巧

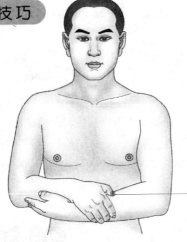

功用

开瘀通窍、调理肺气、清热止血。

配伍治病

咳嗽、气喘：孔最配肺俞、尺泽。

咳血：孔最配鱼际。

左手臂向前，仰掌向上，右手握住左手臂中段处。用右手拇指指甲垂直下压即是该穴。左右各有1穴。

▶ 自我按摩

用拇指指甲垂直下压揉按，先按左臂穴位，再按右臂，每次各揉按1~3分钟。

程度	拇指压法	时间(分钟)
适度		1~3

LIE QUE XUE

列缺穴 "列缺"霹雳，阴霾消散

主治 三叉神经痛　神经性头痛　鼻炎　感冒

列缺穴属于手太阴肺经，出自《黄帝内经·灵枢·经脉》，又名"童玄"。此处穴位是手太阴肺经的络穴，手太阴肺经从此穴分支走向手阳明大肠经。列缺穴也是八脉交会穴之一，通于任脉，同时又是四总穴、马丹阳天星十二穴之一，古籍中有"头项寻列缺"的口诀。列缺穴是肺经与大阳经的络穴，在临床诊断上，具有辨证虚实的特点。

命名：列，是指分解；缺，是器破的意思；列缺，指的是"天闪"，中国古代称闪电，附会为天上的裂缝（天门）。肺脏位于胸中，居五脏六腑之上，象征"天"。手太阴肺经从这处穴位分支，而别通手阳明大肠经脉，脉气由此别裂而去，像是天庭的裂缝。

部位：属手肺经经脉的穴位，在桡骨茎突的上方，腕横纹上1.5寸处。左右两手虎口相互交叉时，当一手的示指压在另一手腕后桡骨茎突上之小凹窝处即是，距腕关节约1.5寸处。

主治：（1）此穴有宣肺解表通经活络的作用。主治头部、颈项各种疾病，对各类热病均具有良好的退热作用；（2）可以调理食道痉挛；（3）经常掐按此穴，对三叉神经痛、面神经麻痹、桡骨部肌炎、咳嗽、哮喘、鼻炎、齿痛、脑缺血、健忘、惊悸、半身不遂等病症可以起到调理的效果；（4）现代针灸按摩常用于治疗感冒、支气管炎、神经性头痛、落枕、腕关节及周围软组织疾患等；（5）配风池、风门等主治感冒、咳嗽、头痛等，配合谷、外关主治项强等，配照海穴主治咽喉疼痛。

自我取穴按摩法

① 两只手的拇指张开，左右两手的虎口贴合呈交叉形；
② 右手示指压在左手的桡骨茎状突起的上部，示指尖到达的地方即是此穴；
③ 用示指的指腹揉按，或者用示指的指甲尖掐按，会有酸痛或酥麻的感觉；
④ 先左手后右手，每次各揉（掐）按1～3分钟。

取穴　按摩

▶ **精确取穴**

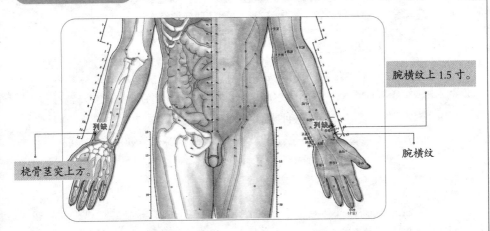

列缺

桡骨茎突上方。

列缺

腕横纹上 1.5 寸。

腕横纹

▶ **取穴技巧**

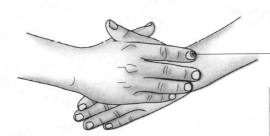

功用

宣肺理气、利咽宽胸、通经活络。

配伍治病

感冒、咳嗽、头痛：列缺配
风池、风门；
咽喉疼痛：列缺配照海。

两手拇指张开，两虎口贴合呈
交叉形。用右手示指压在左手
桡骨茎状突起上部，示指尖到
达的位置即是该穴。

▶ **自我按摩**

用示指指腹揉按，或用示指指
甲尖掐按，先左手后右手，每
次各揉（掐）按1~3分钟。

程度	示指揉法	时间(分钟)
适度		1~3

太渊穴 气血不足，太渊相助

TAI YUAN XUE

主治 流行性感冒　支气管炎　失眠　肋间神经痛

太渊穴属于手太阴肺经上的腧穴。肺朝百脉，脉会太渊；肺主气、主呼吸，气为血之统帅，此处穴位开于寅，得气最先，所以在人体的穴位中占有非常重要的地位。太渊穴犹如山涧深渊，而此处穴位的气血就犹如流淌在山涧的溪水。溪水的寒热温凉以及多少的变化，直接影响并导致穴位局部环境的改变，而这种改变是通过从深渊中散发出来的水汽实现的。局部环境的改变会进一步影响到更大的环境，这就是太渊穴的内在作用原理。太渊穴对于身体虚弱、气不足、讲话有气无力、面色苍白、脉搏微弱，严重时甚至无法触摸到脉象的"无脉症"，具有很好的改善效果。

命名：太，大并达到了极致的意思；渊，深涧、深洞的意思，此处指穴位的形态。这个穴位的名称来自其在微观下的形态特征，如肺经水液在这个地方散化成为凉性水湿。又因为此处穴位在手内横纹的凹陷处，经水的流向是从地之天部流向地之地部的，就如同经水从山的顶峰流进地面深渊的底部，所以名叫太渊穴。

部位：属于手肺经经脉上的穴位。手掌心朝上，腕横纹的桡侧，大拇指立起时，有大筋竖起，筋内侧凹陷处就是此穴位。

主治：（1）能治疗气不足、无脉症；（2）对流行性感冒、咳嗽、支气管炎、气喘、胸痛、咽喉肿痛等具有良好的疗效；（3）患有失眠、腕关节及周围软组织疾病、肋间神经痛等病症的人，坚持按压此处穴位，能收到很好的调理效果。

自我取穴按摩法

① 患者采用正坐的姿势，左手臂前伸，手掌心朝上，太渊穴位于手腕横纹上，拇指的根部；

② 用右手的手掌轻轻握住左手的手背；

③ 右手大拇指弯曲，用大拇指的指腹和指甲尖垂直方向轻轻掐按手腕横纹，会有酸胀的感觉；

④ 分别掐按左右两手，每次各掐按1～3分钟。

取穴 按摩

▶ 精确取穴

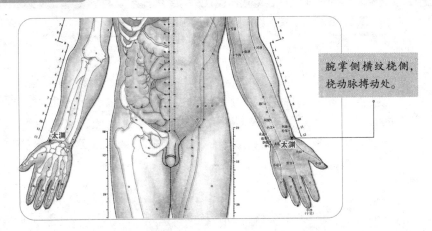

腕掌侧横纹桡侧，
桡动脉搏动处。

▶ 取穴技巧

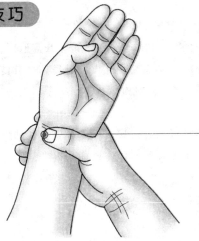

功用

止咳化痰、通调血脉。

配伍治病

咳嗽、咳血、胸痛：太渊
配尺泽、鱼际、肺俞；

无脉症：太渊配人迎。

以一手手掌轻握另一只手的手
背，弯曲大拇指，大拇指指腹及
指甲尖垂直下按就是此穴。

▶ 自我按摩

弯曲大拇指，以拇指指腹及
指甲尖垂直轻轻掐按，每次
左右各掐按1~3分钟。

程度	拇指压法	时间(分钟)
适度		1~3

SHAO SHANG XUE
少商穴 没事常掐，感冒不来烦

主治 流行性感冒 扁桃腺炎 小儿慢性肠炎 昏厥

每年春秋两季都是流行性感冒的高发期。不论老人、儿童还是成人，如果体质欠佳，稍感风寒就可能会喷嚏连天，严重者还会不停地流眼泪、流鼻涕。有没有一种既有效又简单的办法帮助我们防治感冒呢？其实办法很简单，只需要经常掐按少商穴就可以了。《千金方》云："（少商穴）主耳前痛。"《铜人腧穴针灸图经》云："（少商穴主）忽腮颔肿大如升，喉中闭塞。"《类经图翼》云："（少商穴主）泄诸脏之热，项肿，雀目不明，中风。"以上论述便是掐按少商穴防治感冒的依据。

命名：少，阴中生阳的意思。中国古代的五音六律，分宫、商、角、徵、羽。中医中，"商"属肺经之根，所以称少商。

部位：属于手肺经经脉上的穴位，在拇指的桡侧，指甲根角侧上方约0.1寸处。

主治：（1）遇到流行性感冒、腮腺炎、扁桃腺炎或者小儿惊风、喉部急性肿胀、咳逆等，都可以用少商穴来调治；（2）可以开窍通郁，据古籍记载，该穴对于治疗小儿食滞吐泻、唇焦、小儿慢性肠炎都具有良好的功效，能够散邪清热；（3）病人昏厥、癫狂、拇指痉挛时，按压病人的少商穴可以使症状得到缓解，并且能收缩脑部的血管，疏通瘀积的气血；（4）现代中医临床利用此处穴位治疗一些呼吸系统疾病，如支气管炎、肺炎、咯血等；（5）对神经系统疾病，如休克、精神分裂症、癔症、失眠都具有疗效；（6）能治疗一些消化系统疾病，如食道狭窄、黄疸；（7）能治疗齿龈出血、舌下肿瘤、口颊炎等五官科疾病；（8）还可以治疗脑出血、盗汗、小儿惊风、手指挛痛等。

自我取穴按摩法

① 将左手大拇指伸出；
② 用右手的示指和中指轻轻握住此大拇指；
③ 右手大拇指弯曲，用指甲的甲尖垂直掐按，有刺痛感；
④ 依次掐按左右两手，每次各1~3分钟。

取穴　按摩

▶ 精确取穴

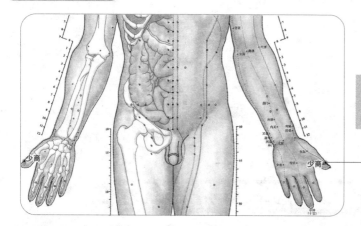

双手拇指末节桡侧，指甲根角侧上方 0.1 寸处。

▶ 取穴技巧

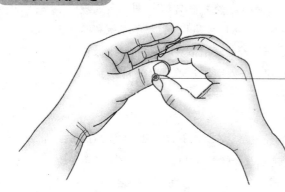

功用

清肺止痛、解表退热。

配伍治病

咽喉肿痛：少商配商阳。

将左手大拇指伸出，以右手的拇指与示指轻握，再将右手大拇指弯曲，以指甲甲尖垂直掐按拇指甲角边缘即是该穴。

▶ 自我按摩

大拇指弯曲，以指甲甲尖垂直掐按，每次轻轻掐按左右手各 1~3分钟。

程度	掐按法	时间(分钟)
轻		1~3

第2章

手阳明大肠经经穴

手阳明大肠经和肺经的关系非常密切，它是肺和大肠的保护者。《黄帝内经》中说："阳明经多气多血。"疏通此经气血，可以预防和治疗呼吸系统和消化系统的疾病。阳明经起于示指末端，循行于上肢外侧的前缘，经过肩，进入锁骨上窝，联络肺脏，通过膈肌，入属大肠。又经颈部入下齿，过人中沟，止于鼻侧。

手阳明大肠经主要治疗头面五官疾患、热病、皮肤病、肠胃病、神志病及经脉循行部位的其他病症。《黄帝内经·灵枢·经脉》中记载："大肠手阳明之脉……是主津液所生病者，目黄，口干，鼽衄，喉痹，肩前臑痛，大指次指痛不用。"

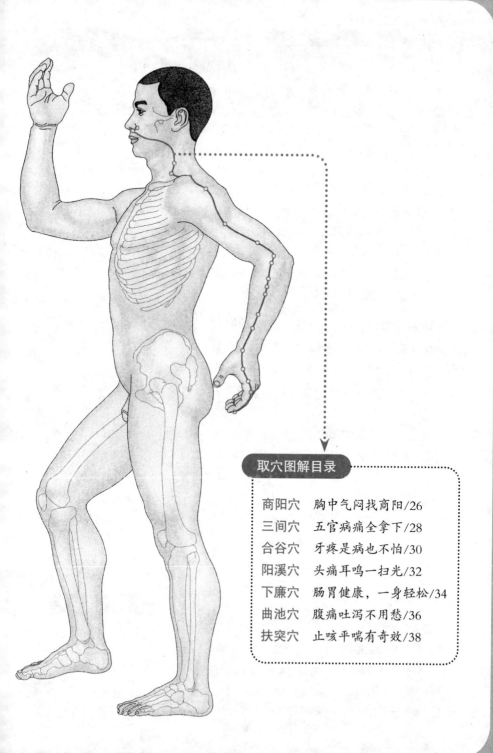

商阳穴 胸中气闷找商阳

SHANG YANG XUE

主治 胸中气满　四肢肿胀　中风昏迷　喘咳　耳鸣

当我们偶感风寒时，通常会感到胸中气闷、咳嗽、全身发热、皮肤滚烫，此时能够大汗淋漓，就可以让全身感到舒舒服服的。那么，有没有一种既有效又简单的办法帮我们缓解这种烦热的症状呢？其实，只需用力掐按商阳穴就能使身体感到舒服一些。关于这个穴位，《针灸聚英》云："商阳、合谷、阳谷、侠溪、厉兑、劳宫、腕骨，主热病汗不出。"《铜人腧穴针灸图经》云："（商阳主）喘咳，支肿。"《循经考穴编》云："（商阳主）指麻木。"《医宗金鉴》云："（商阳主）中风暴仆昏沉，痰塞壅。"以上论述便是掐按商阳穴缓解风寒烦热症状的依据。

命名：根据《易经》和阴阳五行的原理，肺和大肠都属"金"。而商阳穴位于手大肠经脉的开始之处，承受手肺经的经脉之气，并且由阴侧转入阳侧。在五行之中，金音属商，所以被称为商阳。

部位：属于手大肠经脉上的穴位，在示指的桡侧，距离指甲角旁大约0.1寸处。

主治：（1）对治疗胸中气闷、哮喘咳嗽、四肢肿胀、热病无汗都有特殊的疗效；（2）患有咽喉肿痛、牙痛、中风昏迷、手指麻木、耳鸣、耳聋等病症的人，坚持按压此处穴位，具有很好的调理功能；（3）还能治疗齿痛、颌肿、青盲；（4）现代中医临床常用它来治疗咽炎、急性扁桃体炎、腮腺炎、口腔炎、急性胃肠炎、中风昏迷等；（5）配合少商穴、中冲穴等可治疗中风、中暑，配合合谷穴、少商穴可治疗咽喉肿痛。

自我取穴按摩法

① 采取正坐的姿势；

② 用右手轻轻握住左手的示指尖，左手的手掌背朝上，手掌心朝下；

③ 右手的大拇指弯曲，用指甲尖沿垂直方向掐按靠着拇指旁侧的穴位，会有一种特殊的刺痛感（注意：轻轻掐压，不需要用大力气）。

④ 分别掐按左右两手，每次各掐按1~3分钟。

取穴 按摩

▶ 精确取穴

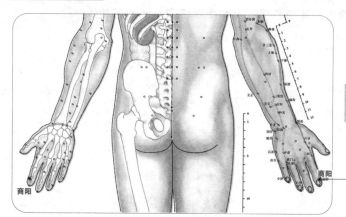

商阳

商阳

示指末节桡侧，距
指甲角0.1寸处。

▶ 取穴技巧

以右手轻握左手示指，左
手掌背朝上，弯曲右手大拇
指，以指甲尖垂直掐按靠拇
指侧的位置即是该穴。

功用

理气平喘、消肿退热、活血
止痛。

配伍治病

中暑：商阳配少商、中冲；
咽喉肿痛：商阳配合谷、
少商。

▶ 自我按摩

弯曲大拇指以指甲尖垂直掐按
靠拇指侧的穴位，轻轻掐压不
需大力，每次左右各掐按1~3
分钟。

程度	掐按法	时间(分钟)
轻		1~3

SAN JIAN XUE
三间穴 五官病痛全拿下

主治 风火牙痛 眼睑痒痛 痔疮痒痛 三叉神经痛 扁桃体炎

　　白领们大多在写字楼里工作，白天长时间久坐，缺乏必要而适量的运动。再加上激烈的社会竞争，使得大多数人脑力劳动过度，精神紧张，久而久之就容易导致便秘，并由便秘导致肛门静脉血液循环障碍，从而形成静脉团，于是就患上了痔疮。痔疮通常会奇痒或者疼痛，令人坐卧不安，既影响心情，也影响工作学习。痔疮痛痒难忍时，该怎么办呢？不要急，告诉你一个窍门，只要掐按三间穴就能快速止痛。平时如果经常按压此穴，还可预防痔疮。关于三间穴的作用，《针灸甲乙经》云："多卧善睡，胸满肠鸣，三间主之。"《千金方》云："三间、前谷，主目急痛。"《医宗金鉴》云："主牙齿疼痛，食物艰难，及偏风眼目诸疾。"

　　命名："三"是一个概数，与"二"相比稍大；"间"是间隔、间隙的意思。因为此处穴位的气血物质是从二间穴传来的天部清气，性温热，上行到三间后所处的天部位置比二间穴高，所以称为三间穴。三间穴也名"少谷""小谷"。

　　部位：属手大肠经脉上的穴位，微微握拳，在示指的桡侧，第2掌骨小头后的凹陷处，合谷穴前。

　　主治：（1）对治疗风火牙痛、眼睑痒痛、嗜卧、咽喉肿痛、扁桃体炎、肠鸣下痢、手指及手背红肿等症都可以发挥疗效；（2）因为肺与大肠互为表里，如果肺气不畅，津液不能下达，会导致大便秘结，如果大肠实热，腑气不通，也可能会引发呼吸困难，上述两种状况都可以通过按摩三间穴得到改善；（3）此处穴位也能治疗肩背神经痛、肱神经痛、呼吸困难、口干气喘、热病等病症；（4）按摩此穴还可以治疗五官科的一些疾病，如急性结膜炎、青光眼等；（5）对三叉神经痛、扁桃体炎、手指肿痛、肩关节周围炎也有一定疗效。

自我取穴按摩法

① 左手平放，稍稍侧立；
② 用右手轻轻握住左手，右手大拇指弯曲，用指甲垂直掐按穴位，有酸痛感；
③ 分别掐按左右两手，每次各1~3分钟。

取穴　按摩

▶ 精确取穴

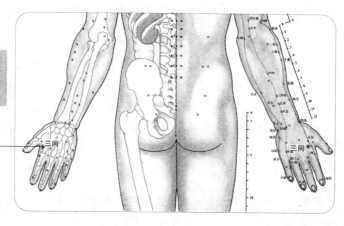

在第2掌指关节后，第2掌骨小头上方处。

三间

三间

▶ 取穴技巧

将左手平放，稍稍侧立，用右手轻握，弯曲大拇指，用指甲垂直掐按左手示指指节后边缘凹陷处即是该穴。

功用

泻热止痛、利咽。

配伍治病

目视不清：三间配攒竹。

▶ 自我按摩

弯曲大拇指，用指甲垂直掐按穴位，每次左右各掐按1～3分钟。

程度	掐按法	时间(分钟)
轻		1～3

合谷穴 牙疼是病也不怕

HE GU XUE

主治 高血压 气喘 头痛 扁桃腺炎 疔疮

俗话说："牙疼不是病，疼起来真要命！"相传，古时候有位官员，他从小锻炼身体，成年后几乎百病不生，唯一让他苦恼的是经年不愈的牙疼毛病。为此，他做官后，凡遇到部属请假，只要事由为"牙疼"，他便立刻批准。由此可知，牙疼对人们造成的困扰有多大。这里告诉大家一个小窍门，万一被牙疼折磨得苦不堪言时，只要按压合谷穴，立即便可止痛。关于这个穴位的作用和禁忌，《铜人腧穴针灸图经》云："妇人妊娠不可刺之，损胎气。"《针灸资生经》云："风疹，合谷、曲池（主之）。"《针灸大成》云："疔疮生面上与口角，灸合谷；小儿疳眼，灸合谷，（左右）各一壮。"

命名：这个穴位名出自《黄帝内经·灵枢·本输》，也称虎口，属于手阳明大肠经原穴。它是古代全身遍诊法三部九候部位之一，即中地部，以候胸中之气。因为它位于大拇指与示指之间的凹陷处，犹如两山之间的低下部分，拇指与示指的指尖相合时，在两指骨间有一处低陷如山谷的部位，所以称"合谷"；俗名虎口，是指手张开之后它的形状就像大张的虎口一样。

部位：属于手大肠经脉上的穴位，当拇指和示指伸张时，当第1、2掌骨的中点，稍微偏向示指处。

主治：（1）合谷穴为全身反应的最大刺激点，可以降低血压、镇静神经、调整脏腑机能、开关节而利痹疏风、行气血而通经清瘀；（2）能治头面部的各种症状，不但对牙齿、眼、喉的疾患有良好的功效，还能止喘、疔疮等；（3）坚持按压此穴，对反射性头痛、耳鸣、耳聋、鼻炎、蓄脓症、扁桃腺炎、视力模糊、呼吸困难、肩胛神经痛、痰阻塞、窒息、虚脱、失眠、神经衰弱等症都有很好的调理功能；（4）能治疗妇科妊娠疾病，如痛经、闭经、难产等。

自我取穴按摩法

① 左手轻握空拳，拇指和示指弯曲，两指的指尖轻触，立拳；

② 右手掌轻轻握在拳头外，用大拇指指腹垂直按压穴位，有酸痛感；

③ 分别按压左右两手，每次各按1~3分钟。

取穴　按摩

▶ 精确取穴

手背第1、2掌骨间，第2掌骨桡侧的中点处。

第一掌骨

合谷

第二掌骨

合谷

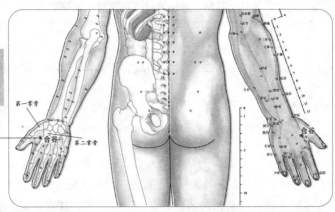

▶ 取穴技巧

左手轻握空拳，弯曲拇指与示指，两指指尖轻触，立拳，以右手掌轻握拳外，以大拇指指腹垂直下压即是该穴。

功用

镇静止痛、通经活络、清热解表。

配伍治病

头痛：合谷配太阳；
目赤肿痛：合谷配太冲。

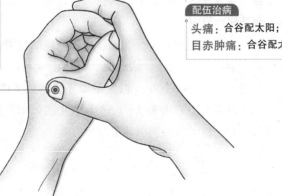

▶ 自我按摩

左手掌轻握拳，以右手大拇指指腹垂直按压穴位，每次按压左右手各1~3分钟。

程度	拇指压法	时间(分钟)
重		1~3

YANG XI XUE
阳溪穴 头痛耳鸣一扫光

主治 头痛　耳鸣　扁桃体炎　手腕痛　肩臂不举

你是否曾经因为头痛而辗转难眠？是否曾因为耳内轰隆隆作响，或者像虫鸣鸟叫一样异常难受？是否曾经因为手腕运动过度，或者频繁使用电脑，导致手腕疼痛不已？如果遇到这些毛病的话，不妨按摩阳溪穴，上述症状便可得到有效缓解。关于这个穴位的作用，《针灸甲乙经》云："痂疥，阳溪主之。"《千金方》云："主臂腕外侧痛不举。"《医宗金鉴》云："主热病烦心，瘾疹痂疥，厥逆头痛，咽喉肿痛，及狂妄、惊恐见鬼等证。"

命名：阳，指热，有热气的意思，指此处穴位的气血物质为阳热之气；溪是路径的意思。大肠经的经气在此处吸收热气后，蒸腾上升到天部。阳溪穴在手腕上侧横纹前两筋的凹陷中，形似小溪，其穴又属于阳经，故名"阳溪"。此穴又名中魁穴，指此处穴位的气血物质为阳热之气。"中魁"就是指此处穴位的功能是向大肠本经输送阳热之气。因为从合谷传来的水湿云气在这里吸热后上升于天部，表现出火的特征，所以在五行中此穴属火。

部位：属于手大肠经脉上的穴位。手掌侧放，跷起拇指，在手腕背侧，腕横纹两筋间凹陷中。

主治：（1）阳溪穴有疏通气血、通经清瘀的功能；（2）对头痛、耳鸣、耳聋、扁桃体炎、牙齿痛、结膜炎、寒热症疾等症皆有调理的功效；（3）对于手腕痛、肩臂不举、小儿消化不良等病症，坚持按压会有很好的调理效果；（4）配合合谷穴治头痛；（5）现代中医临床常利用此穴治疗腱鞘炎、中风半身不遂、腕关节及周围软组织疾患等。

自我取穴按摩法

① 将左手掌侧放，拇指伸直向上跷起，在腕背的桡侧，手腕横纹上侧有一凹陷处；
② 用右手轻握住左手手腕，右手大拇指弯曲，用指甲垂直掐按穴位，会产生酸胀的感觉；
③ 分别掐按左右手，每次各掐按1~3分钟。

取穴　按摩

▶ 精确取穴

腕背横纹桡侧，拇指向上跷起时，拇短伸肌腱与拇长伸肌腱之间的凹陷中。

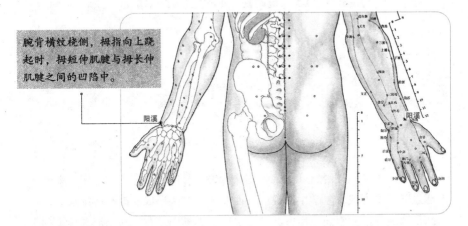

阳溪

阳溪

▶ 取穴技巧

将手掌侧放，拇指伸直向上跷起，在腕背桡侧，手腕横纹上侧有一凹陷处；用另一手轻握手腕，弯曲大拇指，用指甲垂直下掐此凹陷处即是该穴。

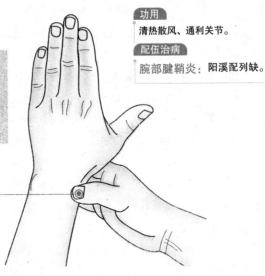

功用

清热散风、通利关节。

配伍治病

腕部腱鞘炎：阳溪配列缺。

▶ 自我按摩

用右手轻握左手手背，弯曲右手大拇指，用指甲垂直掐按穴位，每次左右手各掐按1~3分钟。

程度	掐按法	时间(分钟)
重		1~3

XIA LIAN XUE
下廉穴　肠胃健康，一身轻松

主治　肘关节炎　腹痛　肠鸣音亢进　急性脑血管病

下与上相对，指下部或下方；廉，是廉洁清明的意思。因为这个穴位位于手部，所以也称手下廉，就是说这个处于下部层次的穴位气血物质洁净清明。关于这个穴位，《铜人腧穴针灸图经》云："（下廉主）头风，臂肘痛。"《针灸资生经》云："（下廉主）胸胁小腹痛，偏风，热风，冷痹不遂，风湿痹。"《循经考穴编》云："（下廉主）脑风眩晕，腹痛如刺，狂言狂走。"上述这些论述都指明了这个穴位的重要作用。其实，对于我们现代人来说，这个穴位还有一个特别的作用，就是能帮助我们调理胃肠功能。

命名：大肠经的经气在天之天部，天之下部的气血则廉洁清净。下廉的天部之气就像现代气象学中所说的在西北方向刚刚形成的高空冷湿气流，它不断从西北方的高空向东南方的低空移动，即横向下行。从温溜穴传来的水湿云气在此处的位置犹如天之天部，天之下部的气血物质相对廉洁清净，所以取名叫"下廉穴"。此穴的气血物质为天之天部的水湿云气，水湿云气大部分散热冷却横向下行上廉穴，小部分则横向下行手五里穴。

部位：在前臂背面桡侧，当阳溪与曲池连线上，肘横纹下4寸处。

主治：（1）此处穴位能吸附并聚集天之天部的浊重之气并使其沉降，可以调理肠胃，通经活络；（2）能治疗头痛、眩晕、目痛等病症；（3）对运动系统疾病具有一定的疗效，如网球肘、肘关节炎、肘臂痛等；（4）能治疗消化系统疾病，如腹痛、腹胀、肠鸣音亢进等；（5）对急性脑血管病也具有一定的疗效；（6）配头维穴、神庭穴有清利头目的作用，能治疗头痛、眩晕、目痛等病症，配丘墟穴有清热泻火的作用，能治疗狂言等病症，配合足三里可以治疗腹胀、腹痛。

自我取穴按摩法

① 左手侧腕屈肘，用右手的手掌按住左臂，右大拇指位于肘弯处，小指按压所在部位，有酸胀感；
② 右手示指和中指并拢，用指腹垂直按压穴位；
③ 分别按压左右臂两侧穴位，每次各按压1~3分钟。

取穴 按摩

▶ 精确取穴

前臂背面桡侧，阳溪
与曲池连线上，肘横
纹下4寸处。

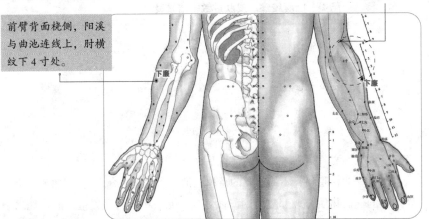

肘横纹

下廉

▶ 取穴技巧

左手侧腕屈肘，以右手掌
按左手臂，拇指位于左肘
弯处，右小指所在位置即
是该穴。

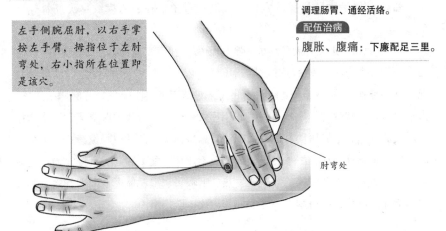

肘弯处

功用

调理肠胃、通经活络。

配伍治病

腹胀、腹痛：下廉配足三里。

▶ 自我按摩

示指与中指并拢，以指腹垂
直按压穴位，每次左右臂各
1~3分钟。

程度	二指压法	时间(分钟)
适度		1~3

QU CHI XUE
曲池穴 腹痛吐泻不用愁

主治 肠炎 肚腹绞痛 皮肤过敏 结膜炎

生活中，由于饮食不慎，风寒感冒，或者别的原因，出现腹疼如绞、上吐下泻等情况时，只需按摩曲池穴，就能使症状得到缓解。关于曲池穴的作用，《针灸甲乙经》云："伤寒余热不尽，胸中满，耳前痛，齿痛，目赤痛，颈肿，寒热；渴饮辄汗出，不饮则皮干热；目不明，腕急，身热，惊狂，躄痿痹重，瘾疹，癫疾吐舌，曲池主之。"《千金方》云："耳痛；举体痛痒如虫噬，痒而搔之，皮便脱落作疮，灸曲池二穴，随年壮，发即灸之神良。"《医宗金鉴》云："（曲池）主中风，手挛筋急，痹风疟疾，先寒后热等症。"

命名：曲，隐秘、不易察觉的意思；池，指水的汇合之所。"曲池"指此处穴位的气血物质为地部之上的湿浊之气。此穴物质为手三里穴的降地之雨气化而来，位于地之上部，性湿浊滞重，犹如雾露，为隐秘之水。它也被称为"鬼臣穴""洪池穴""阳泽穴"。

部位：属手大肠经脉的穴位。屈肘成直角，在肘弯横纹尽头筋骨间凹陷处。

主治：（1）此穴对大肠功能障碍、肠炎、肚腹绞痛等有很好的调理效果；（2）可以清热解毒，缓解皮肤过敏、奇痒难忍，或被蚊虫叮咬之后的红肿状况，并能凉血润燥；（3）坚持按压此穴，对结膜炎、眼睑炎、荨麻疹、湿疹、齿槽出血、甲状腺肿等疾病有很好的调理效果；（4）现代中医临床常用来治疗肩肘关节疼痛、上肢瘫痪、流行性感冒、扁桃体炎、急性胃肠炎等；（5）配血海、足三里治疗瘾症，配手三里治疗上肢不遂症，配太冲穴、大椎穴治疗高血压，配合谷穴、外关穴等治疗感冒发热、咽喉炎、扁桃体炎，配合谷穴、血海穴等治疗荨麻疹，配肩髃穴、外关穴等治疗上肢痿痹。

自我取穴按摩法

① 正坐，轻抬左臂与肩同高，肘内屈，约成直角；
② 右手轻握左肘下，大拇指弯曲，用指腹垂直掐按，有酸痛感；
③ 先按压左臂，再按压右臂，每次各按压1~3分钟，早、晚各1次。

取穴 按摩

▶ 精确取穴

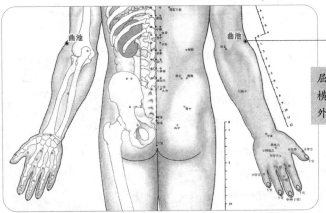

> 屈肘成直角，在肘横纹外侧端与肱骨外上髁连线中点处。

▶ 取穴技巧

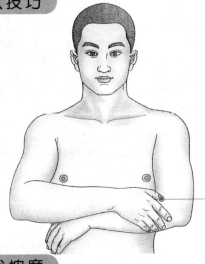

功用

清热和营、降逆活络。

配伍治病

感冒发热、咽喉炎、扁桃体炎：曲池配合谷、外关；
上肢痿痹：曲池配肩髃、外关。

> 正坐，轻抬左臂，屈肘，将肘内弯，用右手拇指下压此处凹陷处即是该穴。

▶ 自我按摩

用右手轻握左肘下方，弯曲大拇指以指腹垂直掐按穴位。先左臂后右臂，每天早、晚各1次，每次掐按1~3分钟。

程度	拇指压法	时间(分钟)
适度		1~3

FU　TU　XUE
扶突穴　止咳平喘有奇效

主治　咳嗽　气喘　咽喉肿痛　暴喑

　　这个穴位名出自《黄帝内经·灵枢·本输》，也称水穴、水泉穴，属于手阳明大肠经。大肠经的经气在此穴位吸热后上行至头面部，并为头面部的水湿之源，故性滞重。关于本穴的作用，《外台秘要》记载扶突穴能治疗"咳逆上气，咽喉鸣，喝喘息，暴喑，气哽"。《千金方》中也说："扶突、大钟、窍阴，主舌本出血。"故这个穴位能治咽喉肿痛、吞咽困难、甲状腺肿大、声带小结、声音嘶哑等病症，尤其对止咳平喘具有奇效。

　　命名："扶"是扶持、帮助的意思；"突"的意思是"冲"。这个穴位是大肠经的经气在外部热气的帮助下上行天部。因为此穴的物质是天鼎穴蒸发上行的水湿之气，水湿之气滞重，行到这里时无力上行于天，于是在心的外散之热的扶持下得以上行，所以名为"扶突穴"。它的别名之所以为"水穴""水泉穴"，是因为从此穴上行的水湿之气是头面部的水湿之源。

　　部位：这个穴位在人体的颈外侧部，喉结旁边，胸锁乳突肌前、后缘之间，周围有耳大神经、颈丛皮神经、枕小神经及副神经，其里层内侧有动脉、静脉。

　　主治：（1）此穴位为天部层次提供水湿，能清润肺气、平喘宁嗽、理气化痰，治疗原理为寒则补之，湿热则泻之；（2）经常按摩这个穴位，能治疗咳嗽、气喘、咽喉肿痛、吞咽困难、暴喑、瘿气、瘰疬等；（3）坚持按摩这个穴位，对甲状腺肿大具有调理作用；（4）这个穴位配合谷可以治疗瘿气，配大椎、合谷有清热利咽的作用，主治暴喑、咽喉肿痛，配天突、天溪有行气利咽的作用，主治暴忤气哽。

自我取穴按摩法

① 正坐，一手拇指弯曲，其余四指并拢，手心向内，覆于颈外侧，小指位于喉结旁；
② 中指和示指并拢，以指腹垂直向下按揉其所在之处，有微胀及痛感；
③ 按揉左右两侧穴位，早、晚各1次，每次1～3分钟。

取穴 按摩

▶ 精确取穴

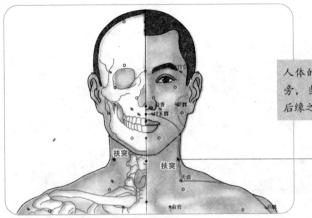

人体的颈外侧部，喉结旁，当胸锁乳突肌前、后缘之间。

▶ 取穴技巧

功用

理气润肺、清热祛火。

配伍治病

瘿气：扶突配合谷。

喉结

一手拇指弯曲，其余四指并拢，手心向内，覆于颈外侧部，小指位于喉结旁，示指所在位置即是该穴。依此法找出另一穴位。

▶ 自我按摩

示指和中指并拢，以指腹按压穴位，每次左右各按压1~3分钟。

程度	二指压法	时间(分钟)
适度		1~3

第③章

足阳明胃经经穴

　　足阳明胃经属于胃，络于脾，所以它和胃的关系最为密切，是消化系统非常重要的经穴，但同时也和脾有关，维系着人的后天之本。它始于头部鼻旁，循经额颅中部、颈部，进入锁骨上窝部，再向下经胸、腹、下肢以至足尖，是一条非常长的经脉。

　　本经主治胃肠病、神志病和头、面、眼、鼻、口、齿疾患，以及经脉循行部位的病症。《黄帝内经·灵枢·经脉》云："胃足阳明之脉……是主血所生病者；狂疟，温淫，汗出，鼽衄，口㖞……其有余于胃，则消谷善饥，溺色黄；气不足则身以前皆寒栗；胃中寒则胀满。"

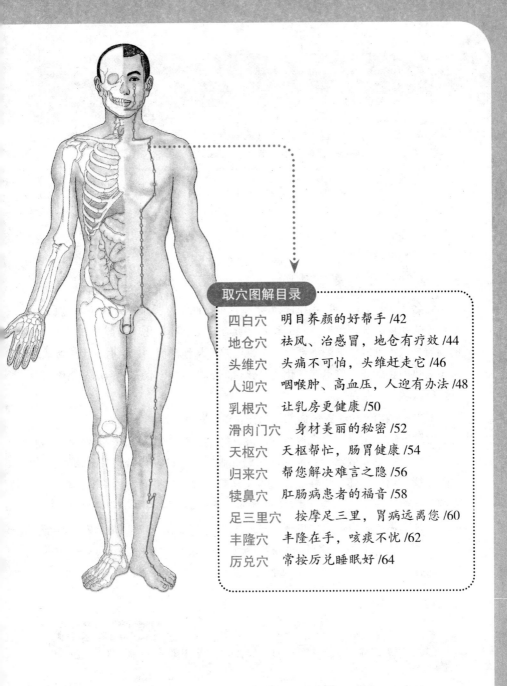

四白穴 明目养颜的好帮手

SI BAI XUE

主治 目赤痛痒　目翳　眼睑眴动　口眼㖞斜　头痛眩晕

在中小学生眼保健操中，有一节是"揉四白穴"。四白穴在眼眶下方的凹陷处，按揉这个穴位，对眼部保健极有好处。《针灸甲乙经》云："目痛口僻，戾目不明，四白主之。"《类经图翼》云："（四白穴主）头痛目眩，目赤后翳，眴动流泪，眼弦痒，口眼㖞僻不能言。"《铜人腧穴针灸图经》云："凡用针稳审方得下针，若针深，即令人目乌色。"这些记载都说明了该穴位的作用和特点。

命名："四"是数词，四面八方之意，也指此穴位所在的周围空间；"白"是可见的颜色，脉之色。胃经的经水在此处穴位迅速气化成天部之气。此穴的物质是从承泣穴传来的地部之水，性温热，从地部流到四白时，因为吸收脾土之热而在此处穴位迅速气化，气化后形成的白雾之状充斥四周，清晰可见，所以名"四白穴"。

部位：四白穴位于人体面部，瞳孔直下，眼眶下凹陷处。

主治：（1）按揉四白穴对眼睛保健、治疗近视较有疗效；（2）经常按摩此穴位，还可以有效治疗目赤痛、目翳、眼睑动、口眼㖞斜、头痛眩晕等；（3）按揉四白穴，还可以在一定程度上缓解神经系统疾病，如三叉神经痛、面神经麻痹、面肌痉挛等；（4）对角膜炎、青光眼、夜盲、结膜瘙痒、角膜白斑、鼻窦炎、胆道蛔虫等也有一定的疗效；（5）配阳白穴、地仓穴、颊车穴、合谷穴可以有效治疗口眼㖞斜，配攒竹穴可以治疗眼睑眴动，配涌泉穴、大杼穴可以治疗头痛，配颊车穴、攒竹穴、太阳穴有通经活络的作用，能治口眼㖞斜、角膜炎。

自我取穴按摩法

① 正坐、仰靠或仰卧，先以两手中指和示指并拢伸直，不要分开，然后将中指指腹贴两侧鼻翼；

② 以示指指尖垂直按压所在之处，有酸痛感；

③ 以示指指腹揉按左右穴位，每次1～3分钟。

取穴 按摩

▶ **精确取穴**

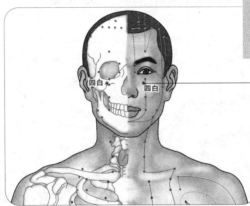

位于人体面部，双眼平视时，瞳孔正中央下约2厘米处。

四白　四白

▶ **取穴技巧**

鼻翼

先以两手中指和示指并拢伸直，不要分开，然后将中指指腹贴两侧鼻翼，示指指尖所按的位置即是该穴。

功用

通络明目、活血养颜。

配伍治病

口眼㖞斜：四白配阳白、地仓、颊车、合谷；

眼睑眴动：四白配攒竹。

▶ **自我按摩**

双手示指伸直，以示指指腹揉按左右穴位，每次1~3分钟。

程度	示指压法	时间(分钟)
适度		1~3

地仓穴 DI CANG XUE

祛风、治感冒，地仓有疗效

主治 面神经麻痹、痉挛、疼痛　口㖞　三叉神经痛

中风后，眼睛、眼皮、脸颊肌肉都会跳动不已，严重者甚至口歪眼斜、不能远视、不能闭眼、不能言语；讲话时口齿不清，流口水；吃东西时无法咀嚼，眼肌痉挛。一旦出现上述情形，就可能会严重影响患者的心理健康。遇到这种情况时，患者与家属可以一边配合中西医诊治，一边每日按压地仓穴，早、晚各按压1次，长期坚持可收到良好的康复效果。《铜人腧穴针灸图经》云："（地仓穴）主失音，牙齿疼痛，颔颊肿，项强不得回顾。"上述症状都可以用这个穴位来治疗。

命名：地，脾胃之土的意思；仓，五谷存储聚散之所，地仓就是指胃经地部的经水在此处聚散。此处穴位的物质是胃经上部各穴位的地部经水聚集而成，再由此处穴位分流输配，因而具有仓储的聚散作用。因为地仓是一身之粮仓，国家之粮库多由君王管辖，头为君王之位，所以这处穴位在头部而不在腹部。地仓穴也被称为"会维穴""胃维穴"，这个穴位的气血输配正常与否，直接关系着人体的各种生理功能是否正常，所以称会维、胃维。

部位：属于足胃经经脉的穴位，位于口角外侧，旁开约0.4寸处。

主治：（1）这个穴位对面神经麻痹、面神经痉挛疼痛有一定的疗效；（2）经常按压这个穴位，能缓解口㖞、流涎、三叉神经痛、眼睑跳动等症状；（3）坚持按压这个穴位，对口渴、失音、目昏等病症具有很好的调理功效；（4）配颊车穴、合谷穴有祛风通络活血的作用，能治疗口㖞、流涎、齿痛、唇缓不收等症状，配颊车穴、承浆穴、合谷穴有通气滞、利机关的作用，能治疗口噤不开。

自我取穴按摩法

① 正坐或仰卧，轻轻闭口；
② 举起两手，用示指指甲垂直下压口吻两旁的穴位，有酸痛胀麻的感觉；
③ 每天按揉2次，每次1~3分钟。

取穴 按摩

▶ 精确取穴

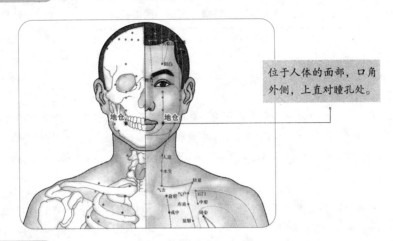

位于人体的面部，口角外侧，上直对瞳孔处。

▶ 取穴技巧

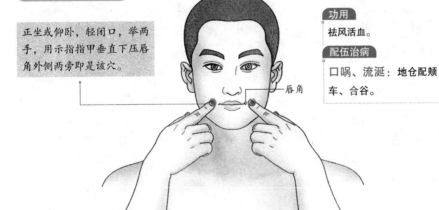

正坐或仰卧，轻闭口，举两手，用示指指甲垂直下压唇角外侧两旁即是该穴。

唇角

功用

祛风活血。

配伍治病

口喎、流涎：地仓配颊车、合谷。

▶ 自我按摩

用示指指甲垂直下压口吻两旁穴位，稍用力掐揉，每次1~3分钟。

程度	掐按法	时间(分钟)
重		1~3

头维穴　头痛不可怕，头维赶走它

TOU WEI XUE

主治　头痛　目眩　口痛　流泪　脸部痉挛

关于这个穴位，《黄帝内经·素问》王冰注："足少阳、阳明之会。"《针灸甲乙经》云："(头维穴主)寒热头痛如破，目痛如脱，喘逆烦满，呕吐，流汗难言。"《医宗金鉴》云："头维、攒竹二穴，主头风疼痛如破，目痛如脱，泪出不明。"这些论述说明了此穴位的性质和用处。人脸上的皮肤和身体的皮肤是不一样的。人的脸之所以能呈现出快乐或悲哀的情绪，那是面部神经在起作用。如果脸上感到疼痛或者痉挛，不但影响生活和工作，患者心理上也会感到非常痛苦。遇到这些情况后，只需经常按摩头维穴，即可以有效地改善上述症状。

命名："头"是指穴位所在的位置，也指穴内物质调节的人体部位；"维"是维持、维系的意思；"头维"的意思就是说此处穴位的气血物质具有维持头部正常功能的作用。头部乃诸阳之会，要依靠各条经脉不断输送阳气及营养物质才能维持正常运行。"头维穴"也被称为"颡大穴"。

部位：头维穴位于头侧部的发际中，在发际点向上一指宽处（当额角发际上0.5寸，头正中线旁开4.5寸），嘴动时该处肌肉也会动。

主治：（1）经常按摩头维穴，可以治疗寒热头痛、目痛多泪、喘逆烦满、呕吐流汗、眼睑瞤动不止、面部额纹消失、迎风泪出、目视不明等症；（2）对偏头痛、前额神经痛、血管性头痛、精神分裂症、面神经麻痹、中风后遗症、高血压、结膜炎、视力减退等都具有一定的疗效；（3）配大陵治疗头痛如破、目痛如脱，配攒竹、丝竹空治疗眼睑瞤动，配临泣、风池治疗迎风流泪之症，配角孙、百会治疗血管性头痛，配后溪、太冲、涌泉治疗精神分裂症等。

自我取穴按摩法

①正坐、仰靠或仰卧，示指与中指并拢，中指指腹按于头侧部发际点处；

②用示指指腹按压所在之处，有酸胀感；

③在瞬间呼尽空气的同时，用双手拇指指腹强压穴位，每秒钟按压1次，如此重复10～20次。

取穴　按摩

▶ 精确取穴

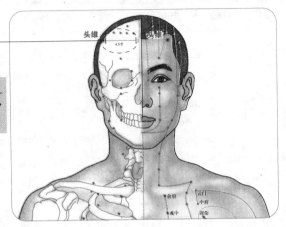

位于头侧部，额角发际上 0.5 寸，头正中线旁开 4.5 寸处。

▶ 取穴技巧

发际

正坐或仰靠、仰卧，示指与中指并拢，中指腹位于头侧部发际点处，示指指腹所在处即是该穴。

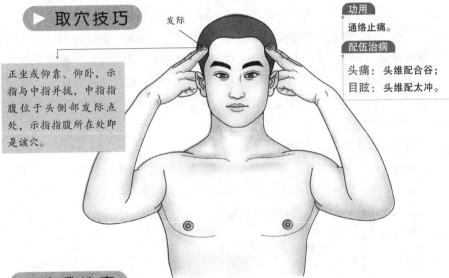

功用

通络止痛。

配伍治病

头痛：头维配合谷；
目眩：头维配太冲。

▶ 自我按摩

在瞬间吐尽空气的同时，用双手拇指指腹强压，每秒钟按压1次，如此重复10～20次。

程度	拇指压法	时间（秒）
重		10～20

人迎穴
REN YING XUE
咽喉肿、高血压，人迎有办法

主治 咽喉肿痛 气喘 瘰疬 瘿气 高血压

现代女性以脸瘦为美，以面部皮肤紧致为美，以单下巴为美。反之，脸肥、双下巴被视为肥胖的标志，皮肤松弛被视为衰老的象征。为此，很多女性不惜花重金购买各种各样的高档美容品，或者定期前往美容院做美容，有的甚至采用外科手术的方式。其实，大可不必把面部美容弄得如此复杂。根据中医临床理论，只要我们找准相关的穴位，每天坚持按摩，就可以轻轻松松达到美容的效果，如此既能节省大量钱财，也不用忍受不必要的痛苦。而此处可以帮助我们紧致皮肤、除去双下巴的穴位就是人迎穴。关于这个穴位的功能和禁忌，《针灸甲乙经》云："禁不可灸，刺入四分，过深不幸杀人。"《铜人腧穴针灸图经》云："治吐逆霍乱，胸满喘呼不得息。"

命名：人，民众的意思，此处指人体的胸腹部；迎，迎受的意思；"人迎"是指胃经气血由此处穴位向胸腹以下的身体部位传输。因此，穴位的物质是由地仓穴分流传来的地部经水，其传输部位是头部以下的胸腹手足，与大迎穴传送上头的气血相比，头部为君，其所受气血为大、为尊；胸腹手足部为民，气血物质的配送方式不同，所以称"人迎"。此穴位也被称为"天五会穴""五会穴"，指穴内气血包含着人体五脏六腑等各个部位所需要的各种营养物质。

部位：位于颈部，在前喉结外侧约3厘米处。

主治：（1）坚持按摩人迎穴，对咽喉肿痛、气喘、瘰疬、瘿气、高血压等具有良好的疗效；（2）配大椎穴、太冲穴治疗高血压；（3）经常用手指按压人迎穴，还有利于增进面部的血液循环，能使脸部的皮肤紧致，并且能去除双下巴。

自我取穴按摩法

① 正坐或者仰靠，大拇指和小指弯曲，中间三指伸直并拢，将无名指放在喉结旁边；
② 用示指指腹按压所在部位，有酸胀感；
③ 用大拇指指腹上下轻轻按压穴位，每天早、晚按压左右两侧穴位，每次1~3分钟。

取穴　按摩

▶ 精确取穴

位于颈部，喉结旁，当胸锁乳突肌的前缘，颈总动脉搏动处。

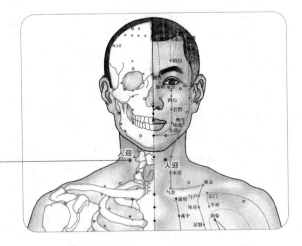

▶ 取穴技巧

喉结

正坐或仰靠，拇指与小指弯曲，中间三指伸直并拢，将无名指按于喉结旁，示指指腹所在的位置即是该穴。

侧面

功用

消肿利咽、降压平喘。

配伍治病

高血压：人迎配大椎、太冲。

▶ 自我按摩

以拇指指腹轻轻上下按压人迎穴，左右各1~3分钟。

程度	拇指压法	时间(分钟)
轻		1~3

RU GEN XUE
乳根穴 让乳房更健康

主 治 乳痛 乳腺炎 乳汁不足 胸痛 心闷

快节奏的生活，紧张的工作，竞争带来的压力，以及由于生活水平的提高，大量食用高脂肪、高蛋白食品，致使成年女性患上乳腺增生、乳房纤维囊肿、乳瘤、乳癌的机率不断升高。乳房一旦发生病变，就会严重影响女性患者的身心健康，严重者甚至必须做切除手术。此外，有的女性因嫌弃自己的乳房太小，为了拥有傲人的曲线，她们不惜花费重金做隆胸手术，使乳房增大。须知，要想保障乳房的健康和美丽，平时的自我保健非常重要。每天早、晚各花 3～5 分钟按摩乳根穴，能使胸部的各种血凝气瘀得到缓解，对乳房能起到良好的自我保健作用，同时也具有增大乳房的效果。关于乳根穴的功能，《针灸甲乙经》云："胸乳下满痛，膺肿，乳根主之。"《医宗金鉴》中说，这个穴位能治疗"小儿龟胸"。

命名：乳，乳房，即此处穴位所在的部位；根，本的意思；"乳根"就是说此处穴位是乳房发育的根本。因为穴在乳根部，故名乳根。此处穴位的物质是胃经上部经脉气血下行而来，由于气血物质中的经水不断气化，再加上从膺窗穴传到体表的心部之火，所以此穴中的气血物质实际上已无地部经水，而是火生之土。由于穴中的脾土微粒干硬结实，对乳房上部的肌肉具有承托作用，是乳房肌肉承固的根本，所以称为乳根，也称薛息穴。

部位：属足胃经经脉的穴位，在人体胸部，乳头直下，乳房根部凹陷处。

主治：（1）经常按揉此处穴位，对乳痈、乳痛、乳腺炎、乳汁不足等具有很好的疗效；（2）坚持按压此处穴位，对胸痛、心闷、咳嗽、气喘、呃逆、肋间神经痛、狭心症等病症具有很好的调理作用；（3）配少泽穴、膻中穴治疗乳痈，配乳中穴治疗乳汁不足。

自我取穴按摩法

① 仰卧或正坐；
② 轻举两手，覆掌于乳房，大拇指在乳房上，其余四指在乳房下；
③ 用中指和无名指指腹稍微用力按压穴位，有痛感；
④ 每天早、晚各揉按1次，每次3~5分钟。

取穴 按摩

▶ 精确取穴

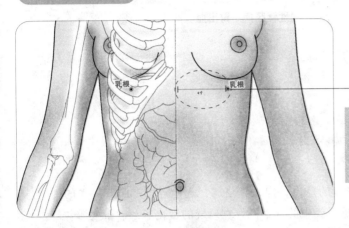

乳根

乳根

位于人体胸部，乳头直下，乳房根部，当第5肋间隙，距前正中线4寸处。

▶ 取穴技巧

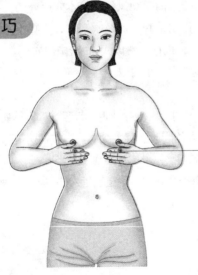

功用

通络止痛、活血平喘。

配伍治病

乳汁不足：乳根配乳中穴。

仰卧或正坐，轻举两手，覆掌于乳房，大拇指在乳房上，其余四指在乳房下，示指贴于乳房边缘，示指指腹所在的位置即是该穴。

▶ 自我按摩

以中指、示指指腹着力按压，每天早、晚各揉按3~5分钟。

程度	二指压法	时间(分钟)
适度		3~5

滑肉门穴 身材美丽的秘密

HUA ROU MEN XUE

主治 吐舌　舌强　慢性胃肠病　胃出血

随着生活水平的不断提高，人们经常大鱼大肉，美酒佳肴不断，以至于肥胖过早地盯上许多年轻人，一些中老年人也不能幸免。眼下，减肥已经成为一种流行文化。其实，减肥这件事说难也难，说简单也简单。难的是需要毅力，需要坚持；简单是因为按摩减肥操作起来并不复杂，只要你每天坚持不懈地按摩滑肉门穴，就能收到显著的减肥效果。关于这个穴位的功能，《外台秘要》云："主狂癫疾，吐舌。"《类经图翼》云："（滑肉门主）癫狂，呕逆，吐血，重舌，舌强。"

命名：滑，滑行的意思；肉，脾之属，土的意思；门，出入的门户。"滑肉门"的意思是胃经中的脾土微粒在风气的运化下，输布人体各部位。此处穴位的物质是从太乙穴传来的强劲风气，而本穴所处的位置是脾所主的腹部，土性燥热，在风气的作用下脾土微粒吹刮四方。脾土微粒的运行如同滑行之状，所以名"滑肉门"，也称"滑肉穴""滑幽门穴"。

部位：属足胃经经脉的穴位，位于人体上腹部，在肚脐上方1寸处，距前正中线2寸。

主治：（1）经常按摩滑肉门，能治疗吐舌、舌强、重舌等病症；（2）每天坚持按摩此处穴位，对调理人体脂肪、健美减肥具有非常明显的效果；（3）坚持按压此处穴位，对慢性胃肠病、呕吐、胃出血、月经不调、不孕症、肠套叠、脱肛等疾病都具有很好的调理效果；（4）配足三里穴能够治疗胃痛。

自我取穴按摩法

① 仰卧或正坐；

② 举起双手，掌心向下，放置在肚脐上1寸，旁开2寸的部位；

③ 用示指、中指、无名指指腹垂直下按，因为此处肉厚，所以要稍微用力些，再向外拨，用力揉按，有酸、胀、痛的感觉；

④ 早、晚各揉按1次，每次揉按1~3分钟。

注意：揉按此处穴位时，有打嗝、放屁以及肠胃蠕动或轻泻等现象，都属于正常反应。

取穴　按摩

▶ **精确取穴**

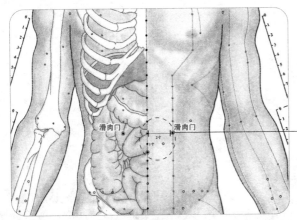

位于人体的上腹部，当脐中上1寸，距前正中线2寸处。

▶ **取穴技巧**

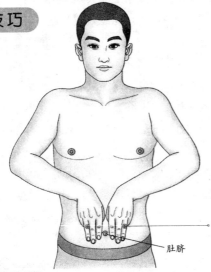

肚脐

功用

运化脾土、镇惊安神、清心开窍。

配伍治病

胃痛、呕吐：滑肉门配足三里。

仰卧或正坐，拇指与小指弯曲，中间三指伸直并拢，手指朝下，以示指第1关节贴于肚脐之上，则无名指第2关节所在位置即是该穴。

▶ **自我按摩**

以示、中、无名三指指腹垂直下按，再向外拨，用力揉按，早、晚各1次，每次揉按1～3分钟。

程度	三指压法	时间(分钟)
重		1～3

TIAN SHU XUE

天枢穴　天枢帮忙，肠胃健康

主治　便秘　腹泻　腹痛　虚损劳弱

《千金方》云："小便不利……灸天枢百壮。天枢，主疟振寒，热盛狂言；主冬月重感于寒则泄，当脐痛，肠胃间游气切痛。"《针灸大成》云："（天枢主）妇人女子癥瘕，血结成块，漏下赤白，月事不时。"这些都是此穴位的功能。现代人由于各种各样的原因，经常受到消化不良和排便不畅的困扰。尤其是便秘，或吃了腐败的食物拉肚子、腹痛等，都会让人极其难受，不但对身体健康不利，情况严重者还会影响到工作、学习。如果你遇到这种情况，只需按摩天枢穴就能有效刺激并调节肠胃的蠕动，对肠胃功能起到良好的改善作用。

命名：天枢本是天星名，即天枢星。在这里，用天枢来比喻天地之气交汇点的中点，又因其居人身体之中点，上应天枢星象，所以名为"天枢"。此外，脾胃是后天之本，在五行中属土。此处穴位是足胃经经脉之气发出的部位，位于胃经的枢纽位置，所以名"天枢"，也称长溪穴、谷门穴、长谷穴、循际穴、谷明穴、补元穴、循元穴。元气是先天之气，即肾气，它与生俱来，不可改变，并随着人的生长发育不断消耗。若后天之气盛，则元气消耗慢；若后天之气衰，则元气消耗快。补充后天之气就是间接补充了人体元气。此处穴位输出的强盛之气具有补充强化人体后天之气的作用。

部位：属足胃经经脉的穴位，在中腹部，肚脐左右两侧三指宽处。

主治：（1）此处穴位正好在大肠通过的地方，经常按摩能治疗便秘、腹泻、肠鸣等病症；（2）按揉此处穴位对腹痛、虚损劳弱、伤寒等疾病有很好的改善作用；（3）坚持按压此处穴位，对中暑呕吐、生殖器疾病、月经不调、不孕等病症有很好的调理功效。

自我取穴按摩法

① 仰卧或正坐；
② 轻举双手，用左手按在左边穴位，右手按在右边穴位，手掌心向下，用示指、中指、无名指指腹垂直下按并向外揉压，施力点在中指指腹；
③ 每天早、晚各1次，每次揉按1～3分钟。

取穴 按摩

▶ 精确取穴

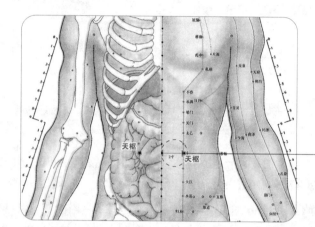

天枢

位于腹中部,平脐中,距脐中2寸处。

▶ 取穴技巧

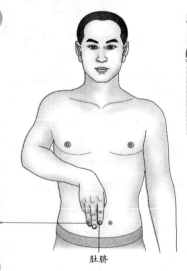

肚脐

仰卧或正坐,双手手背向外,拇指与小指弯曲,中间三指并拢,以示指指腹贴于肚脐,无名指所在的位置即是该穴。

功用

调理肠胃、调经止痛。

配伍治病

消化不良、腹泻:天枢配足三里;

细菌性痢疾:天枢配巨虚、曲池。

▶ 自我按摩

双手掌心向下,以示指、中指、无名指三个手指垂直下按并向外揉压,施力点在中指指腹。每天早、晚各按1次,每次揉按1~3分钟。

程度	三指压法	时间(分钟)
适度		1~3

GUI LAI XUE
归来穴 帮您解决难言之隐

主治 疝气 月经不调 不孕 腹痛 畏寒

对许多男人来说，疝气是经常困扰他们的难言之隐；对许多女人来说，最常困扰她们的是痛经。如果能长期坚持按摩归来穴，不仅可以治疗疝气和痛经，而且对于肾脏寒湿导致的男子卵缩（睾丸内收）和女子子宫脱垂等疾病也具有良好的疗效。关于这个穴位的功能，《针灸大成》中说，这个穴位"主小儿奔豚，卵上入腹，引茎中痛，七疝，妇人血脏，积冷"。《针灸甲乙经》中说："（归来主）奔豚，卵上入痛引茎，女子阴中寒。"

命名：从水道穴传来的地部经水到达本穴后，受冲脉外散之热的影响，经水气化，逆胃经上行，就像流去之水复又归来，所以名"归来穴"。关于这个穴位的命名说法很多，第一种说法来自《铜人腧穴针灸图经》：它可以治妇人血脏积冷，有调经种子的功能，"故可待夫君归来而有子也"；第二种说法是：此处穴位为养生吐纳时，腹气下降归根之处，所以名为归来；第三种说法是：此处穴位对妇科疾病的功效就如同中药里面的当归，所以名叫归来穴；第四种说法是：还者为归，返者为来，因为此处穴位主治睾丸上缩、小腹引痛、子宫脱垂等疾病，按摩此穴可以使气血旺盛，并让下垂或上缩之疾复归原处，因此名叫归来。归来穴也被称为溪穴、豁谷穴、溪谷穴。

部位：属足胃经经脉的穴位，位于人体下腹部，在脐中下4寸，距前正中线2寸。

主治：（1）按摩此处穴位能治疗疝气、月经不调、不孕、带下、子宫内膜炎、阳痿、睾丸炎、阴茎痛、男女生殖器功能障碍等病症；（2）坚持按压此处穴位，对腹痛、虚弱、畏寒等病症具有良好的调理功能；（3）配大敦穴治疗疝气，配三阴交穴、中极穴治疗月经不调。

自我取穴按摩法

① 仰卧或正坐；
② 举起双手，用示指、中指、无名指指腹垂直按下腹部两侧穴位处；
③ 中指稍微用力，由内向外揉按，有微微的刺痛和胀的感觉为宜；
④ 每天早、晚各揉按1次，每次揉按1~3分钟。

取穴 按摩

▶ 精确取穴

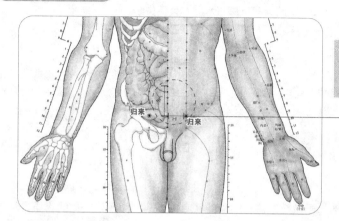

归来 归来

位于人体的下腹部，当脐中下4寸，距前正中线2寸处。

▶ 取穴技巧

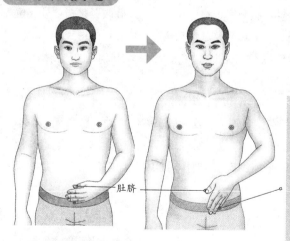

肚脐

功用

调经止痛、治疝气。

配伍治病

五淋：归来配三阴交；
泻痢、便秘、绕脐腹痛：归来配公孙、水分、天枢、足三里。

仰卧，左手五指并拢，拇指贴于肚脐处，其余四指位于肚脐下，找到肚脐正下方小指所在的位置，并以此为基点，跷起拇指，并拢其余四指，手指朝下，把示指贴于此基点，则小指所在的位置即是左穴。以同样方法找到右穴。

▶ 自我按摩

举双手，以示、中、无名三指指腹垂直下按小腹部两侧穴位处。中指最为用力，由内而外揉按，每日早、晚各揉按1~3分钟。

程度	三指压法	时间(分钟)
适度		1~3

犊鼻穴 肛肠病患者的福音

DU BI XUE

主治 膝关节痛　下肢麻痹　脚气水肿　大便失禁

　　老年人到了一定的岁数之后，就很容易大便失禁。许多患有某些疾病的人也会因为控制不了大便，经常下痢，或者将大便拉在床上或裤裆中。造成这种情况的原因主要是肛门括约肌的功能消失或者减退。还有一些人经常感到膝中疼痛、酸软，要么无法站立，要么不能久立。其实，遇到这些情况时，只要能长期坚持按摩犊鼻穴，就能对上述病症起到很好的调节作用。关于这个穴位的功能和禁忌，《黄帝内经·素问》云："刺膝髌出液为跛。"《针灸资生经》云："（犊鼻主）膝及膝下病，膝膑痈肿。"

　　命名："犊"是指小牛，"鼻"是指牵牛而行的上扣之处。"犊鼻"的意思是此处穴位的地部脾土微粒被流过的胃经经水带走。因为此处穴位的物质是从梁丘穴传来的地部经水，从梁丘穴的高位直接流落到本穴的低位，经水的运行方式就如同瀑布垂直跌落一样，而本穴的地部脾土微粒又被经水承运而行，就如同牛被牵引着顺从行走一样。犊鼻穴也称外膝眼穴，"外膝眼"是指此处穴位为膝外凹陷处，看上去如同小牛的鼻孔，这也是这个穴位名称的由来。

　　部位：属足胃经经脉的穴位。屈膝，在膝部髌骨和髌韧带外侧的凹陷中。

　　主治：（1）该处穴位具有通经活络、疏风散寒、理气消肿止痛的作用，坚持按摩此处穴位，能治疗膝关节痛、下肢麻痹、脚气水肿、膝脚无力、不能久立等病症；（2）坚持按压这个穴位，对肛门括约肌功能消失或减退、常下痢或大便失禁等也具有很好的治疗、调理作用；（3）配阳陵泉穴、足三里穴治疗膝痛。

自我取穴按摩法

① 正坐或仰卧，膝盖关节弯曲呈90°；
② 双手掌心向下，轻置膝盖上；
③ 用中指指腹用力伸入穴位，垂直揉按，会有酸胀感和痛感；
④ 每天早、晚各揉按1次，每次揉按1～3分钟。

取穴 按摩

▶ 精确取穴

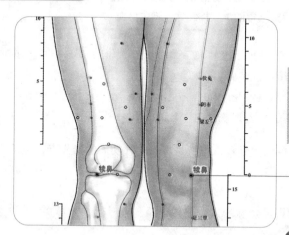

位于膝部，髌骨下缘，髌韧带（髌骨与胫骨之间大筋）两侧有凹陷，其外侧凹陷中。

▶ 取穴技巧

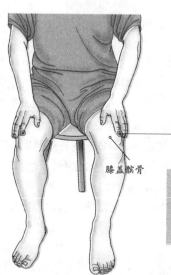

膝盖髌骨

双手掌心向下，轻置于膝盖上，中指放于膝盖髌骨下外侧的凹陷处，则中指所在位置即是该穴。

功用
通经活络、疏风散寒、理气消肿、止痛。

配伍治病
膝痛：犊鼻配阳陵泉、足三里；

膝麻木：犊鼻配髀关、阳陵泉。

▶ 自我按摩

双手掌心向下，轻置膝盖上。以中指指腹用力伸入穴位，垂直揉按。每天早、晚各1次，每次揉按1~3分钟。

程度	中指折叠法	时间(分钟)
适度		1~3

ZU SAN LI XUE
足三里穴　按摩足三里，胃病远离您

主治　急慢性胃炎　胃溃疡　神经痛　胸中瘀血

如患有胃腹闷胀、吐酸、呕吐、腹泻、便秘等疾病，只要经常按摩足三里穴，就能起到很好的治疗效果。关于足三里的功能，《黄帝内经·灵枢》云："邪在脾胃，则病肌肉痛；阳气有余，阴气不足，则热中善饥；阳气不足，阴气有余，则寒中肠鸣腹痛；阴阳俱有余，若俱不足，则有寒有热。皆调于足三里。"

命名：足三里是胃经的合穴，也就是胃脏精气功能的聚集点，主治腹部上、中、下三部之症，因此名为"三里"。此穴位于人体下肢，为了和手三里相区别，所以称为"足三里"。

部位：属足阳明胃经经脉的穴位，位于小腿前外侧，当犊鼻穴下3寸，距胫骨前嵴一横指（中指）处。

主治：（1）此穴有养生保健的功能，能增强体力、消除疲劳、强壮神经、预防衰老，对结核病、伤风感冒、高血压、低血压、动脉硬化、冠心病、心绞痛、风湿性心脏病、肺心病、脑出血后遗症均具有预防和治疗的作用，经常按摩能祛病延年，所以也称长寿穴；（2）经常按摩能理脾胃、调气血、补虚弱，防治肠胃疾病，对胃肠虚弱、胃肠功能低下、食欲不振、赢瘦、腹膜炎、肠鸣、腹泻、便秘、消化吸收不良、肝脏疾患、胃痉挛、急慢性胃炎、口腔及消化道溃疡、急慢性肠炎、胰腺炎、腹水膨胀、肠梗阻、痢疾、胃下垂等都具有很好的疗效；（3）坚持按摩此穴对胸中瘀血、乳痈、心腹胀满、脚气、眼疾等病症也具有很好的调理功能；（4）按摩此穴还能增强下肢体力，防治四肢肿满、倦怠、股膝酸痛、软弱无力等症，对胫腓骨神经痛、坐骨神经痛、小儿麻痹、风湿痹痛、末梢神经炎等都有疗效。

自我取穴按摩法

① 正坐，屈膝呈90°；
② 双手除大拇指外，其余四指并拢，放在外膝眼直下四横指处；
③ 用中指指腹垂直用力按压，有酸痛、胀、麻的感觉，并因人的不同感觉向上或向下扩散；
④ 每天早、晚各揉按1次，每次1～3分钟。

取穴　按摩

▶ 精确取穴

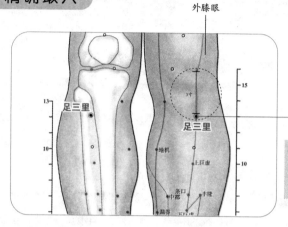

外膝眼

足三里

外膝眼下3寸，距胫骨前嵴一横指，在胫骨前肌上。

▶ 取穴技巧

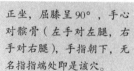

正坐，屈膝呈90°，手心对髌骨（左手对左腿，右手对右腿），手指朝下，无名指指端处即是该穴。

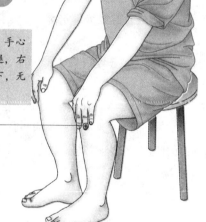

功用
生发胃气、燥化脾湿、和胃降逆、宽中利气。

配伍治病
胃脘痛：足三里配中脘、内关；
慢性腹泻：足三里配脾俞、气海、肾俞。

▶ 自我按摩

以中指指腹垂直用力按压，每日早、晚各揉按1次，每次1~3分钟。

程度	中指折叠法	时间(分钟)
重		1~3

FENG LONG XUE

丰隆穴　丰隆在手，咳痰不忧

主治　痰多　咳嗽　头痛　眩晕　下肢神经痉挛

痰是人体水液代谢出现故障的产物。它的产生与肺、脾、肾三脏功能失调关系密切，其中又与脾功能失调最为密切，所以中医有"脾为生痰之源""脾不留湿不生痰"之说。丰隆穴是足阳明胃经的络穴，别走于足太阴脾经，可以同时调治脾、胃二经上的疾患，所以按摩这个穴位能健脾和胃，使湿痰自化。关于丰隆穴的功能，《针灸甲乙经》云："（丰隆主）厥头痛，面浮肿，烦心，狂见鬼，善笑不休。"《千金方》曰："（丰隆）主胸痛如刺，腹若刀切痛。"

命名：丰隆穴是足胃经与足脾经的络穴，因为足胃经谷气（胃食五谷之气）隆盛，至此丰溢，穴上肌肉丰满而隆起，所以名为丰隆。此处穴位物质主要是从条口穴、上巨虚穴、下巨虚穴传来的水湿云气，到达本穴后，水湿云气化雨而降，并且降雨量很大，就像雷雨轰隆声一样。此穴也是足阳明络穴，因为此穴位于胃经下部，胃经及脾经天部水湿浊气汇合于此，所降之雨又分走胃经及脾经各部，有联络脾、胃二经各部气血物质的作用。

部位：属足胃经经脉的穴位，位于足外踝上8寸处（在外膝眼与外踝尖的连线中点）。

主治：（1）丰隆穴是化痰穴，经常按压此处穴位，能化痰湿、宁神志，主治痰多、咳嗽等病症；（2）经常按压此穴，对头痛、眩晕、下肢神经痉挛麻痹、便秘、尿闭等病症具有很好的调理功能；（3）配风池穴治疗眩晕，配尺泽穴、肺俞穴治疗痰多咳嗽。

自我取穴按摩法

① 正坐，屈膝，垂足；
② 按取外膝眼到外踝尖连线中点；
③ 用示指、中指、无名指指腹按压（中指用力）穴位，有酸痛感；
④ 每天早、晚各按揉1次，每次1～3分钟。

取穴 按摩

▶ 精确取穴

外踝尖上8寸，条口穴外1寸，胫骨前嵴外二横指处。

丰隆

丰隆

外踝尖

▶ 取穴技巧

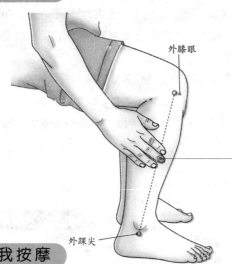

外膝眼

外踝尖

功用

化痰、通络、活血、止痛。

配伍治病

眩晕：丰隆配风池；
咳嗽痰多：丰隆配肺俞、尺泽。

正坐，屈膝，垂足，一手手指放于同侧腿的侧部，其中中指位于外膝眼到外踝尖连线的中点处，则中指所在位置即是该穴。

▶ 自我按摩

以示、中、无名三指指腹按压（中指用力），每日早、晚各按1次，每次1～3分钟。

程度	三指压法	时间(分钟)
适度		1～3

厉兑穴 LI DUI XUE 常按厉兑睡眠好

主治 多梦 口㖞 口肌麻痹 肝炎 脑贫血

有的人整夜睡不着觉，虽然很早就上床了，可是却无法入睡，睁着眼睛在床上辗转反侧，或者夜里不停地做梦，梦境一个接一个，导致第二天白天全身疲乏，四肢无力，始终打不起精神来，还总想睡觉。遇到这种情况该怎么办呢？其实很简单，只要坚持按压厉兑穴就能使上述情况得到改善。关于厉兑穴的功能，《千金方》云："（厉兑主）头热，龋齿，喉痹，面浮肿，嗜卧，四肢不欲动摇，吐舌戾颈。"《针灸大成》云："疮疡从髭出者，厉兑、内庭、陷谷、冲阳、解溪主之……尸厥如死及不知人，灸厉兑三壮。"

命名： "厉"的意思是危、病；"兑"的意思是口。中医将胃称为水谷之海，我们的身体接受食物必须使用口，而此处穴位主要治疗口噤不能食、口㖞，以及胃肠等方面的疾病，所以名叫"厉兑"。厉兑穴有3个，分别叫厉兑穴、第二厉兑穴、第三厉兑穴。

部位： 属足胃经经脉的穴位。第一厉兑穴在足第2趾末节外侧，距趾甲角0.1寸处；第二厉兑穴在足第2趾甲根边缘中央下方2毫米处；第三厉兑穴在右足第3趾第1关节和第2关节之间。

主治：（1）坚持按摩厉兑穴，能改善睡眠多梦、睡不安稳等症状；（2）坚持按摩此处穴位，能有效治疗口噤不能食、口㖞、口肌麻痹及萎缩等病症；（3）坚持按压此处穴位，对腹胀、肝炎、脑贫血、鼻衄、足冷等疾病具有很好的调理作用。

自我取穴按摩法

① 正坐屈膝，把脚抬起放在另一条腿上；
② 将对侧手的四指放在脚底，托着脚，拇指放在脚背；
③ 大拇指弯曲，用指甲垂直掐按在穴位处，有刺痛感；
④ 每天早、晚各掐按1次，先左后右，每次1～3分钟。

取穴 按摩

▶ 精确取穴

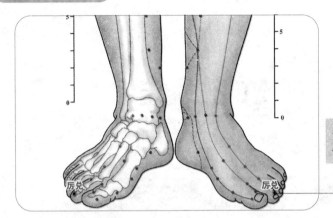

厉兑 厉兑

位于足部第 2 趾末节外侧，距趾甲角 0.1 寸处。

▶ 取穴技巧

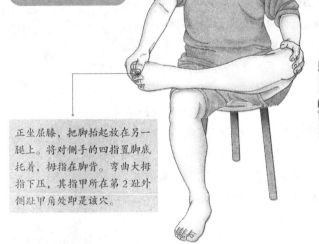

正坐屈膝，把脚抬起放在另一腿上。将对侧手的四指置脚底托着，拇指在脚背。弯曲大拇指下压，其指甲所在的第 2 趾外侧趾甲角处即是该穴。

功用

通络安神、健胃消食。

配伍治病

多梦：厉兑配内关、神门。

▶ 自我按摩

以大拇指指甲垂直掐按穴位，每日早、晚各掐按1～3分钟，先左后右。

程度	掐按法	时间(分钟)
轻		1～3

第4章

足太阴脾经经穴

足太阴脾经属阴经，跟脏腑联系最为紧密，尤其是脾、胃和心，同时它也是治疗妇科病的首选经穴。此经脉始于大趾末端，后从胃部分出支脉，通过膈肌，流注心中，连通手少阴心经。主要循行在胸腹部及下肢内侧。

本经穴位主治胃病、妇科病、前阴病及经脉循行部位的其他病症。《黄帝内经·灵枢·经脉》中说："脾足太阴之脉……是主脾所生病者，舌本痛，体不能动摇，食不下，烦心，心下急痛，溏瘕泄，水闭，黄疸，不能卧，强立，股膝内肿厥，足大指不用。"

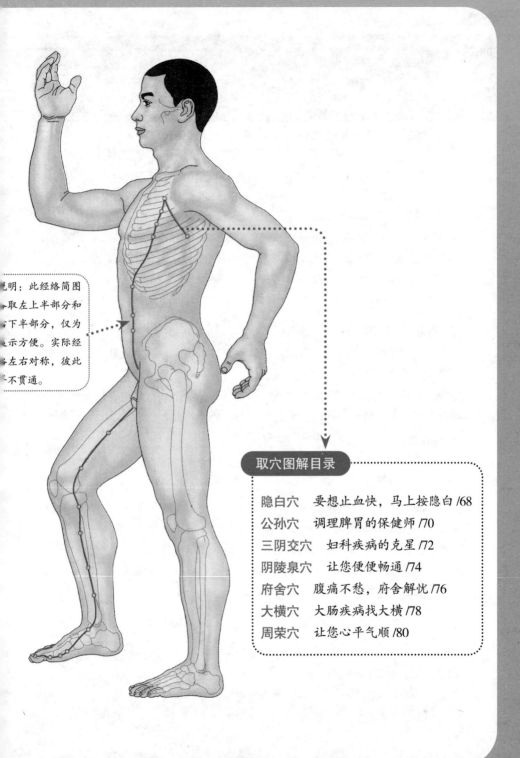

说明：此经络简图
取左上半部分和
下半部分，仅为
示方便。实际经
左右对称，彼此
不贯通。

取穴图解目录

YIN BAI XUE

隐白穴 要想止血快，马上按隐白

主治 月经崩漏 子宫痉挛 小儿疳积 肠炎 便血

月经是女性特有的生理现象。多数女性的月经很有规律，但也有一些女性因为饮食、情绪、疾病、药物等因素，导致月经不规律，有时还会突然大量流血不止，或者间歇不断（俗称崩漏），不仅影响女性的身体健康，严重者还可能危及生命安全。遇到这种情况时，应立即将患者送往医院救治。如来不及就医，可重力按压患者的隐白穴，或用香烟、线香轻烫此穴，即可立即止血。关于此穴的功能，《针灸甲乙经》云："气喘，热病，衄不止，烦心善悲，腹胀，逆息热气，足胫中寒，不得卧，气满胸中热，暴泄，仰息，足下寒，膈中闷，呕吐，不欲食饮，隐白主之；腹中有寒气，隐白主之；饮渴，身伏多唾，隐白主之。"

命名：隐，隐秘、隐藏的意思；白，指肺的颜色、气。"隐白"就是指脾经体内经脉的阳热之气由此穴向外传至脾经体表经脉。此处穴位有地部孔隙与脾经体内经脉相连，穴内气血是脾经体内经脉外传之气，因为气蒸发外传，不易被人觉察，所以称"隐白"。另外，这个穴位隐藏在足大趾下的褶纹中，此穴处的肌肉色白，故称"隐白"。隐白穴也被称为鬼垒穴、鬼眼穴、阴白穴。

部位：属足脾经经脉上的穴位，在足大趾末节内侧，距离趾甲角约0.1寸。

主治：（1）经常按摩此处穴位，能使月经崩漏（过多）、子宫痉挛（痛经）等症状得到缓解；（2）对小儿疳积（消化不良）、肠炎、腹泻、多梦纷纭等病症都有很好的疗效；（3）经常按压此处穴位，对腹胀不得安卧、便血、尿血、癫狂、惊风等病症也有很好的调理效果；（4）配地机穴、三阴交穴能治疗出血症。

自我取穴按摩法

① 正坐，把左脚抬起，放在右侧大腿上；
② 用右手大拇指指甲垂直掐按穴位，有刺痛感，以同样的方法取右侧穴位；
③ 每天早、晚各掐按1次，每次掐按1～3分钟。

取穴　按摩

▶ 精确取穴

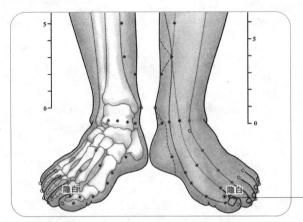

在足大趾内侧趾甲角旁 0.1 寸处。

隐白　隐白

▶ 取穴技巧

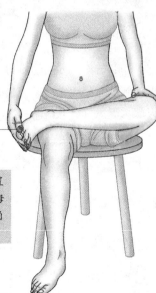

正坐，把左脚抬起，放置右侧大腿上。用右手大拇指掐按足大趾内侧趾甲角旁即是该穴。

功用
调经止血、安神健胃。

配伍治病
月经过多：隐白配气海、血海、三阴交；

吐血：隐白配脾俞、上脘、肝俞。

▶ 自我按摩

用大拇指指甲垂直掐按穴位，每日早、晚各掐按1次，每次左右各掐按1~3分钟。

程度	掐按法	时间(分钟)
轻		1~3

GONG SUN XUE
公孙穴 调理脾胃的保健师

主治 胃痛 呕吐 腹泻 胸闷

《史记·五帝本纪》中说："黄帝者，少典之子，姓公孙，名曰轩辕。"公孙就是黄帝，黄帝位居中央，统治四方，就犹如人体中的公孙穴，总督脾经和冲脉，统领全身。而作为统领全身的穴位，它最直接、最明显的效果就体现在人体的胸腹部。出现在人体胸腹部的所有问题，例如腹胀、不明原因的腹痛、心痛、胃痛、胸痛等，都可以通过按压公孙穴得到缓解。而且经常按摩公孙穴，也是养生保健的重要方法。此外，像婴儿初生、胎毒未尽，或者在换乳的时候，脾胃无法适应新的食物，有大绿便或者腹泻、便秘等现象，除了要尽快送医院检查，还可以同时按压公孙穴，就能使症状得到缓解。

命名：公孙，即公之辈与孙之辈，指此处穴位内的气血物质与脾土之间的关系。在五行中，脾经物质属土，其父为火，其公为木，其子为金，其孙为水。此穴内物质来自两个方面：一是太白穴传来的天部之气；二是地部孔隙传来的冲脉高温经水。脾经与冲脉的气血在此穴相会后化成了天部的水湿风气。因为此穴位于人的足部，冲脉流至此穴的物质为下行的水液，流行的通道是冲脉的体内经脉，所以冲脉气血出此穴后就会快速气化。此穴也是足太阴络穴，因为此穴物质为天部水湿风气，并横向输散至脾、胃二经，有联络脾、胃二经各部气血的作用。

部位：属足脾经经脉的穴位，位于人体足内侧缘，当第1跖骨基底部的前下方。

主治：（1）按揉此穴能有效调理脾胃、冲脉，可以治疗胃痛、腹痛、呕吐、腹泻、痢疾等疾病；（2）对女性生理性疼痛、月经不调、足踝痛、颜面浮肿、食欲不振等具有良好的疗效；（3）坚持按压此穴，对胸闷、腹胀具有很好的调理作用。

自我取穴按摩法

① 正坐，将左足翘起放在右腿上；
② 用右手轻握左足背，大拇指弯曲；
③ 指尖垂直揉按穴位，有酸、麻、痛的感觉；
④ 同上法取右侧穴，每天早、晚各揉按1次，每次揉按1~3分钟。

取穴 按摩

▶ **精确取穴**

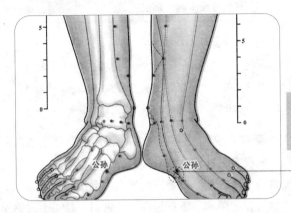

足内侧第1跖骨基底部前下缘，第1趾关节后1寸处。

▶ **取穴技巧**

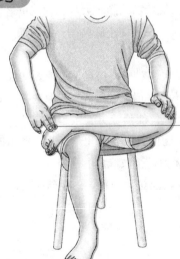

功用

和胃祛痛、消肿止泻。

配伍治病

胃脘胀痛：公孙配中脘、足三里；
呕吐、眩晕：公孙配丰隆、膻中。

正坐，将左足翘起放在右腿上。将右手的示指与中指并拢，中指位于足内侧大趾的关节后，则示指所在位置即是该穴。

▶ **自我按摩**

以拇指指尖垂直揉按穴位，每天早、晚各揉按1次，每次左右各揉按1~3分钟。

程度	拇指压法	时间(分钟)
适度		1~3

SAN YIN JIAO XUE
三阴交穴 妇科疾病的克星

主治 难产 不安 腹泻 月经不调 痛经

　　"三阴交"这个穴位名最早见于《黄帝明堂经》。从唐代开始，"三阴"被理解为太阴、少阴、厥阴，并被视为肝、脾、肾三条阴经的交会穴，一直沿袭至今。肝藏血、脾统血、肾藏精；肾为先天之本，脾为后天之本；先天依赖于后天的滋养，后天来自先天的鼓动。因此，经常按揉三阴交穴可以调补肝、脾、肾三经的气血，达到健康长寿的目的。

　　命名：三阴，即足三阴经；交，交会的意思；"三阴交"就是指足部的三条阴经中气血物质在此穴交会。此穴物质有脾经提供的湿热之气、肝经提供的水湿风气、肾经提供的寒冷之气。三条阴经气血交会于此，故名"三阴交"。三阴交穴也称承命穴、太阴穴、下三里穴。"太阴"是指本穴物质为足三阴经气血交会而成，位于足部，表现出较强的阴寒特性；"下三里"是指穴内气血场的范围，即本穴内气血场范围较大，犹如三里之广。

　　部位：属足太脾经经脉的穴位，在人体小腿内侧，足内踝上缘三指宽，踝尖正上方胫骨边缘凹陷中。

　　主治：（1）此穴是妇科主穴，对妇科疾病很有疗效，如功能性子宫出血、月经不调、痛经、带下、不孕、崩漏、闭经、子宫脱垂、难产、产后血晕、恶露不行等；（2）按压此穴位能治疗男女生殖系统的疾病，如遗精、遗尿、阳痿等；（3）按压此穴能使腹胀、消化不良、食欲不振、肠绞痛、腹泻、失眠、神经衰弱、全身无力、下肢麻痹、神经痛、脚气病、更年期综合征等得到缓解；（4）按压此穴能排除瘀血，产生新血，经常按摩此穴还能有效缓解皮肤老化。

自我取穴按摩法

① 正坐，抬起左脚，放置在右腿上；
② 右手四指（大拇指除外）轻轻握住内踝尖；
③ 右手大拇指弯曲，用指尖垂直按压胫骨后缘，会有强烈的酸痛感；
④ 同法取对侧穴，每天早、晚各按1次，每次揉按1～3分钟。（注意：孕妇禁按此穴位）

取穴 按摩

▶ 精确取穴

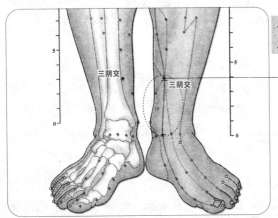

位于小腿内侧，足内踝尖上3寸，胫骨内侧缘后方。

▶ 取穴技巧

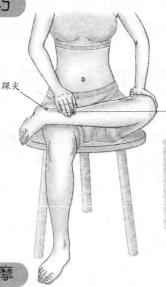

功用

通络止血、调经止痛。

配伍治病

肠鸣泄泻：三阴交配足三里；
月经不调：三阴交配中极。

正坐，抬左脚置右腿上，将右手除拇指外的四指并拢伸直，并将小指置于足内踝上缘处，示指下，踝尖正上方胫骨边缘凹陷处即是该穴。

▶ 自我按摩

以大拇指指尖垂直按压穴位，每天早、晚各1次，每次左右各揉按1~3分钟。

程度	拇指压法	时间(分钟)
适度		1~3

YIN LING QUAN XUE
阴陵泉穴 让您便便畅通

主治 小便不利 腹胀 腹泻 水肿 黄疸

《千金方》云："阴陵泉、关元，主寒热不节，肾病不可俯仰，气癃尿黄；阴陵泉、阳陵泉，主失禁遗尿不自知；阴陵泉、隐白，主胸中热，暴泄。"《百病赋》云："阴陵、水分，去水肿之脐盈。"《针灸大成》云："霍乱，阴陵泉、承山、解溪、太白（主之）。"在这些古典医书里面，对阴陵泉的功能和作用均有非常详细的说明。小便不通、小腹鼓胀、脐下水肿的患者，比便秘患者不知要痛苦多少倍，严重者甚至会伤害到肾与膀胱，按压阴陵泉穴对上述症状具有很好的治疗、调理作用。

命名：阴，水；陵，土丘；泉，水泉穴。"阴陵泉"就是指脾经地部流行的经水和脾土物质的混合物在此穴中聚合堆积。此穴物质为地机穴流来的"泥水"混合物，因为本穴位于肉之陷处，"泥水"混合物在穴中沉积，水液溢出，脾土物质沉积在地之下部，翻扣为土丘之状，所以名"阴陵泉"。

部位：属足脾经经脉的穴位，在人体的小腿内侧，膝下胫骨内侧凹陷处，与阳陵泉相对。

主治：（1）这个穴位能清脾理热、宣泄水液、化湿通阳，对通利小便、治疗脐下水肿具有特效；（2）按摩这个穴位能使腹胀、腹绞痛、肠炎、痢疾、膝痛等得到缓解；（3）坚持按压这个穴位，对尿潴留、尿失禁、尿路感染、月经不调、阴道炎、膝关节及周围软组织疾患具有很好的改善、调理效果；（4）配足三里、上巨虚治疗腹胀、腹泻，配中极、膀胱俞、三阴交治疗小便不利，配肝俞、至阳治疗黄疸。

自我取穴按摩法

① 正坐，将左脚翘起，放在右腿上；
② 右手轻轻握住左膝下；
③ 右手大拇指弯曲，用拇指指尖从下往上用力揉按，会有刺痛和微酸的感觉；
④ 同法取对侧穴，每天早、晚各揉按1次，每次揉按1～3分钟。

取穴 按摩

▶ 精确取穴

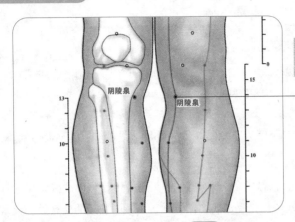

阴陵泉

阴陵泉

位于小腿内侧，当胫骨内侧髁后下方凹陷处。

▶ 取穴技巧

功用

清脾理热、宣泄水液、化湿通阳。

配伍治病

腹胀、腹泻：阴陵泉配足三里、上巨虚；

小便不利：阴陵泉配中极、膀胱俞、三阴交。

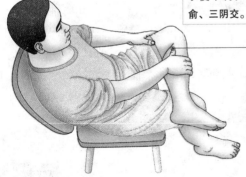

正坐，将左脚翘起，放于右腿上。右手轻握膝下部，拇指指尖所在的膝下内侧凹陷处即是该穴。

▶ 自我按摩

一手轻握膝下部，屈曲大拇指，以指尖由下向上用力揉按，每天早、晚各1次，每次左右各揉按1~3分钟。

程度	拇指压法	时间(分钟)
重		1~3

府舍穴

FU SHE XUE

腹痛不愁，府舍解忧

主治 腹痛 疝气 积聚

府舍穴，《针灸甲乙经》中说"在腹结下三寸"；《类经图翼》中说"去腹中行三寸半"；《医宗金鉴》中说"从冲门上行七分"即是；《针方六集》中说"上直两乳，挟任脉两旁各四寸"。关于府舍穴的功能，《针灸甲乙经》云："疝瘕，髀中急痛，循胁上下抢心，腹痛积聚，府舍主之；厥逆霍乱，府舍主之。"《针灸大成》云："主疝瘕，髀中急疼，循胁上下抢心，腹痛积聚，厥气霍乱。"由此可知，经常按摩府舍穴，可治便秘、下腹疼痛、腹胀等病症。

命名：府，脏腑的意思；舍，来源之意。"府舍"就是说此处穴位的气血来自人体脏腑。这处穴位也是足太阴、阴维脉、足厥阴肝经的交会处。此穴中的气血物质既有体内阴维脉外传的水液，也有冲门穴传来的风气，冲门穴传来的风气同合于足厥阴肝经气血之性。阴维脉和阳维脉对人体全身气血具有维络作用，其气血是满溢外流的。阴维脉的气血为满溢的水液，阳维脉的气血为满溢的气体，水液和气体在阴阳维脉中是存储之状。在三焦内部，各脏器外溢的水液因三焦包膜的约束而存在于三焦之内，在重力的作用下，三焦内的水液聚集在下腹部，水液达到腹部内外通孔的高度后，就会循腹部内外通孔溢向体表，而此处穴位正好是三焦与体表相通的通孔，所以体内三焦中的水液会流向本穴的体表，致使本穴成为足太阴与阴维脉的交会之处。

部位：位于人体下腹部，当脐中下 4 寸，冲门穴上方0.7寸，距前正中线4寸。

主治：（1）此穴位具有润脾燥、生脾气的作用；（2）经常按揉此穴能缓解腹痛、疝气等症状；（3）配气海穴能治疗腹痛。

自我取穴按摩法

① 正坐或仰卧，右手五指并拢，将拇指放在肚脐处，找到肚脐正下方小指边缘处，以此为基点，再将右手手指向下，拇指放在此点，则小指边缘处即是此穴；

② 用同样的方法找出左边穴位；

③ 示指和中指伸直并拢，其余手指弯曲，用指腹揉按穴位；

④ 每天早、晚各按压1次，每次按压1～3分钟。

取穴　按摩

▶ 精确取穴

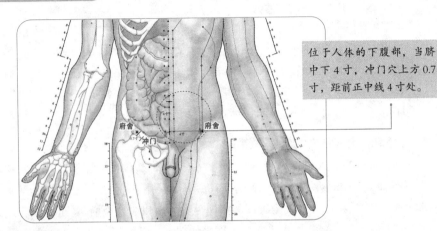

府舍　府舍　冲门

位于人体的下腹部，当脐中下4寸，冲门穴上方0.7寸，距前正中线4寸处。

▶ 取穴技巧

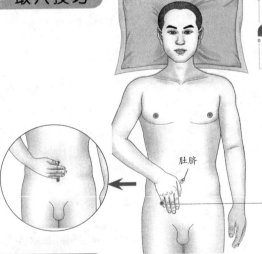

肚脐

功用

润脾祛燥、通络止痛。

配伍治病

腹痛：府舍配气海。

正坐或仰卧，右手五指并拢，将拇指放于肚脐处，找出肚脐正下方小指边缘的位置，以此为基点，再将右手手指向下，拇指放于此点处，则小指边缘的位置即是此穴。以此法找出左边穴位。

▶ 自我按摩

示、中两指伸直并拢，其余手指弯曲，以指腹揉按穴位，每天早、晚各1次，每次左右各按压1～3分钟。

程度	二指压法	时间(分钟)
适度		1～3

大横穴

DA HENG XUE

大肠疾病找大横

主治 泄泻　便秘　腹痛

现代人的饮食习惯多精少粗，又不爱饮水，且缺乏运动，许多人因此患上了习惯性便秘，如果不能及时调整改善，就会造成肠道功能进一步紊乱，形成顽固性便秘。对这类人来说，除了每天多饮水、多摄取富含纤维质的蔬果外，坚持按压大横穴，对肠胃功能也有很好的调理、改善效果。

命名：大，指穴内气血作用的区域范围大；横，指穴内气血运行的方式为横向传输；"大横"是指本穴物质为天部横向传输的水湿风气。本穴物质为腹结穴传来的水湿云气，到达本穴后，因受脾部外散之热，水湿云气胀散而形成风气，运行方式为天部的横向传输，所以名"大横"，也称"肾气穴""人横穴"。"肾气"指本穴的天部之气富含水湿；"人横"指穴内气血在人部横向传输。因为本穴物质不仅有天部的滞重水湿云气，还有腹哀穴下行传来的地部经水，其地部经水由本穴外溢至脾部，有阴维脉的气血特性，所以是足太阴、阴维脉的交会穴。

部位：属足太阴脾经经脉的穴位，在人体的腹中部，距脐中4寸。

主治：（1）按摩这个穴位能治疗多种大肠疾病，尤其对习惯性便秘、腹胀、腹泻、小腹寒痛、肠寄生虫等疾患具有很好的治疗、调理作用；（2）长期坚持按摩这个穴位，对多汗、四肢痉挛、肚腹肥胖等症状也有很好的调理、改善作用；（3）长期坚持按摩这个穴位，还能治疗各种急慢性肠炎、细菌性痢疾、肠麻痹等；（4）配天枢穴、足三里穴能治疗腹痛。

自我取穴按摩法

① 正坐或仰卧；
② 右手五指并拢，手指朝下，将拇指放于肚脐处，则小指边缘与肚脐所对的位置即是该穴，揉按穴位有胀痛的感觉；
③ 用两手中指指尖垂直下压穴位，此时配合吸气、缩腹效果更好；
④ 每天早、晚各揉按1次，每次揉按1~3分钟。

取穴 按摩

▶ 精确取穴

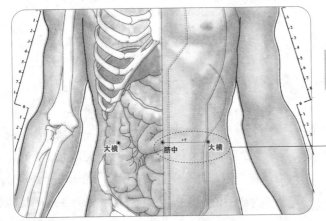

位于人体的腹中部，距脐中4寸处。

大横　脐中　大横

▶ 取穴技巧

正坐或仰卧，右手五指并拢，手指朝下，将拇指放于肚脐处，则小指边缘与肚脐所对的位置即是该穴。再依此法找出左边穴位。

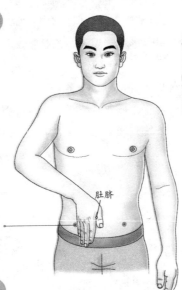

肚脐

功用

通便止痛。

配伍治病

腹痛：大横配天枢、足三里。

▶ 自我按摩

以两手中指指尖垂直下压（此时吸气、缩腹效果更佳）揉按，每天早、晚各1次，每次揉按1~3分钟。

程度	中指折叠法	时间(分钟)
适度		1~3

周荣穴 让您心平气顺

ZHOU RONG XUE

主治 咳嗽 气逆 胸胁胀满

在日常生活中，气候环境等因素时常导致我们咳嗽。比如，北方气候普遍干燥，每年一到秋天，就会有很多人开始犯季节性咳嗽，这种咳嗽还有可能引发肺部疾患。此外，一些肝胆疾病的患者此时也会感觉胸胁胀满。其实，不管是咳嗽还是胸胁胀满，都可以通过按摩周荣穴得到一定程度的缓解。

命名：周，遍布、环绕的意思；荣，指草类开花或谷类结穗时的茂盛状态；"周荣"的意思是脾经的地部水湿大量蒸发，并化为天部之气。此处穴位虽然属于脾经穴位，但是脾经气血因为胸乡穴的流散，无物传至本穴。因此，本穴的物质来源于从上部区域散流至此的地部水液，到达本穴的地部水液受心室外传之热的作用，又大量气化上行天部，于是，气化之气如同遍地开花之状，脾土还原为本来的燥热之性，所以名叫"周荣穴"。这个穴位也被称为周营穴、周管穴。"周营"和"周管"都是指此穴内的气化之气遍及穴周的整个区域。

部位：这处穴位在人体的胸外侧部，当第2肋间隙，距前正中线6寸。

主治：（1）此处穴位具有止咳平喘、生发脾气的作用；（2）按揉此穴对咳嗽、气逆、胸胁胀满具有明显的疗效；（3）配膻中穴能治疗胸胁胀满。

自我取穴按摩法

① 仰卧或正坐，把右手示指、中指、无名指伸直并拢，指尖朝左，将示指放在左胸窝上，锁骨外端下，此时无名指所在之处就是该穴位；

② 示指、中指、无名指并拢，用指腹适度用力揉按穴位；

③ 每天早、晚各揉按1次，每次揉按1~3分钟。

取穴 按摩

▶ 精确取穴

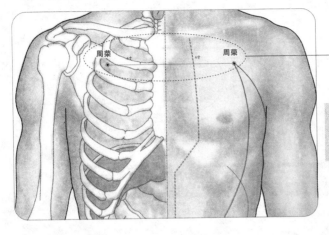

位于胸外侧部，当第2肋间隙，距前正中线6寸处。

▶ 取穴技巧

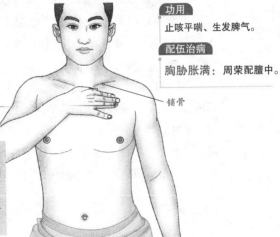

功用

止咳平喘、生发脾气。

配伍治病

胸胁胀满：周荣配膻中。

锁骨

仰卧或正坐，将右手示、中、无名三指伸直并拢，指尖朝左，将示指放在左胸窝上，锁骨外端下，则无名指所在的位置即是该穴。

▶ 自我按摩

示、中、无名三指并拢，以指腹揉按穴位，每天早、晚各1次，每次揉按1～3分钟。

程度	三指压法	时间(分钟)
适度		1～3

第⑤章

手少阴心经经穴

手少阴心经属心，因此和心脏有密切的关系，它是主宰人体的重要经脉。此经脉从心脏开始，出于小指末端，连接手太阳小肠经。主要循行在上肢内侧后缘。

本经腧穴主治心、胸、神志及经脉循行部位的其他病症，如眼睛昏黄、胸胁疼痛、上臂内侧痛或厥冷、手掌心热等症。《黄帝内经·灵枢·经脉》中记载："心手少阴之脉……是主心所生病者，目黄，胁痛，臑臂内后廉痛厥，掌中热痛。"

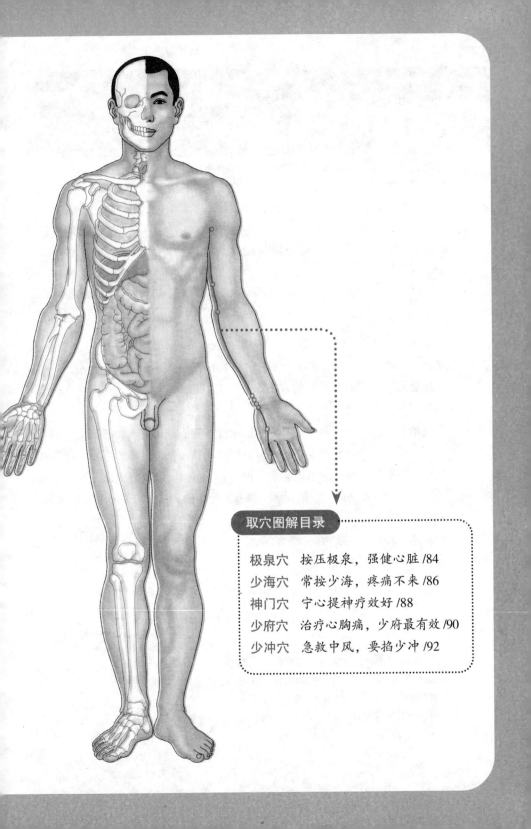

极泉穴 按压极泉，强健心脏

JI QUAN XUE

主治 心痛 心悸 肩臂疼痛 胁肋疼痛

《黄帝内经》认为，心是君主之官。手少阴心经起于极泉，极泉位置最高，又为首穴，如君登极。如果一个人经常闷闷不乐，他的腋窝下（即极泉穴处）就会长出一个包，这就是心气郁滞的结果。反之，如果能把极泉穴的包块化解掉，就能缓解心经郁滞带来的一系列疾病。关于极泉穴的功能，《铜人腧穴针灸图经》云："治心痛，干呕，四肢不收。"《针灸大成》云："主目黄，胁下满痛，悲愁不乐。"《循经考穴编》云："（主）肩膊不举，马刀侠瘿。"

命名：极，高、极致；泉，心主血脉，如水涌流，故名泉；"极泉"就是指最高处的水源，也就是说这处穴位在心经的最高点上，所以名叫"极泉穴"。

部位：属于手心经经脉的穴位，位于人体的两腋窝正中，在腋窝下的两条筋脉之间，腋动脉的搏动之处。

主治：（1）弹拨、揉按此处穴位能治疗各种心脏疾病，如心肌炎、心绞痛、冠心病、心悸、心痛等；（2）坚持按揉此处穴位，对肩臂疼痛、臂丛神经损伤、臂肘冷寒、肩关节炎、肋间神经痛、黄疸、腋臭等疾患具有很好的调理作用；（3）按揉此穴位能缓解上肢麻木的现象；（4）在现代中医临床中，常利用此穴位治疗心绞痛、肋间神经痛、颈淋巴结核等；（5）配神门、内关治疗心痛、心悸，配侠白治疗肘臂冷痛。

自我取穴按摩法

① 正坐，左手平伸，举掌向上，屈肘，掌心向着自己的头部；
② 用右手的中指指尖按压左侧腋窝正中的陷凹处，有特别酸痛的感觉；
③ 用同样的方法按压另一侧的穴位；
④ 先左后右，每天早、晚各揉按1次，每次揉按1~3分钟。

取穴 按摩

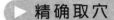

▶ **精确取穴**

位于腋窝正中，腋动脉搏动处。

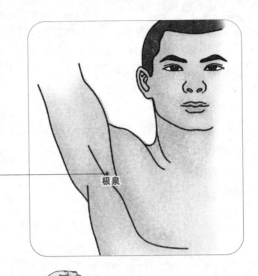

极泉

▶ **取穴技巧**

功用

通络健脾、理气安神。

配伍治病

肘臂冷痛：极泉配侠白。

正坐，右手平伸，举掌向上，屈肘，掌心向着自己头部，以左手中指按腋窝正中陷凹处即是该穴。

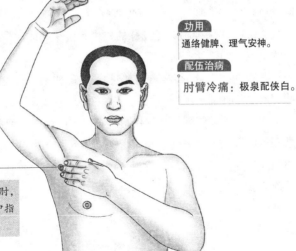

▶ **自我按摩**

以中指指尖按压穴位，每天早、晚左右各揉按1～3分钟，先左后右。

程度	中指折叠法	时间(分钟)
适度		1～3

SHAO HAI XUE
少海穴 常按少海，疼痛不来

主治 心痛 肘臂挛痛 头项痛 腋胁痛

关于少海穴的功能，《百症赋》云："且如两臂顽麻，少海就傍于三里。"《针灸甲乙经》云："少海，主风眩头痛。"《外台秘要》云："少海主寒热，齿龋痛狂。"《针灸大成》云："主肘挛腋胁下痛，四肢不得举。"《铜人腧穴针灸图经》云："主寒热齿龋痛，目眩发狂，呕吐涎沫，项不得回顾，肘挛腋肋下痛，四肢不得举。"由此可见，生活中无论是齿龋痛，还是肘部、手臂、肋部、腋下等部位发生痉挛或疼痛，只需按压少海穴就能起到及时止痛的作用。

命名："少"的意思是"阴""水"；"海"的意思是"大"，即百川所归之处。"少海"就是指心经的地部经水汇合于此处穴位。此穴位物质是由青灵穴水湿之气的冷降之雨和极泉穴下行之血汇合而成，汇合的地部水液宽广如海，所以名"少海穴"。此穴也被称为"曲节穴"。

部位：属手少阴心经脉的穴位，位于人体肘横纹内侧端与肱骨内上髁连线中点的凹陷处。

主治：（1）此处穴位具有宁神通络的作用，主要治疗神经衰弱、头痛目眩、心痛、牙痛、肋间神经痛等；（2）坚持按压此处穴位，对前臂麻木、肘关节痛、肘关节周围软组织疾患具有良好的调理作用；（3）现代中医临床中，常利用此穴位治疗癔症、精神分裂症、尺神经麻痹、肋间神经痛等；（4）配曲池穴治疗肘臂挛痛，配后溪穴治疗手颤、肘臂疼痛，配神门、内关、大陵治疗癔症。

自我取穴按摩法

① 正坐，抬手，肘略屈，手掌向上；

② 用一只手轻握另一只手臂的肘尖，四指在外，用大拇指的指腹按压内肘尖的内下侧、横纹内侧端的凹陷处，有酸痛感；

③ 用同样的方法按压另一侧穴位；

④ 每天早、晚左右两穴各按压1次，每次按压1~3分钟。

取穴 按摩

▶ **精确取穴**

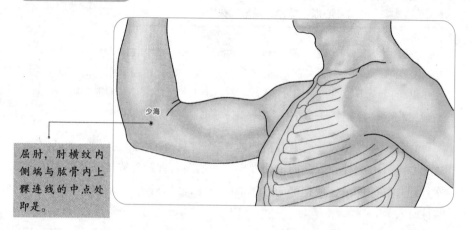

少海

屈肘，肘横纹内侧端与肱骨内上髁连线的中点处即是。

▶ **取穴技巧**

功用

宁神通络。

配伍治病

手颤、肘臂疼痛：少海配后溪；

瘛症：少海配神门、内关、大陵。

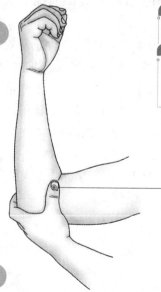

正坐，抬手，肘略屈，手掌向上，用另一只手轻握肘尖，四指在外，以大拇指指腹所在的内肘尖内下侧、横纹内侧端陷凹处即是该穴。

▶ **自我按摩**

以大拇指指腹按压穴位，每天早、晚各按1次，每次左右各按1~3分钟。

程度	拇指压法	时间(分钟)
适度		1~3

神门穴
SHEN MEN XUE
宁心提神疗效好

主治 心痛 心烦 惊悸 健忘 失眠

　　现代社会，紧张的生活节奏，激烈的工作竞争，使得人们为了生存，不得不日夜辛苦地操劳奔波。尤其是很多在外企工作的白领，以及所谓的商务型"空中飞人"，经常通宵熬夜，以至于睡眠不足，白天也精神疲累，无精打采，有的人甚至连开车时都昏昏欲睡。对于这类人来说，经常按压神门穴，能提神解乏，有助于改善精神状况。

　　命名：神，神魂、魂魄、精神的意思；门，出入之处为门。此处穴位属于心经，心藏神，因此能治疗神志方面的疾病。针灸或按摩此处穴位，能打开心气的郁结，使抑郁的神志得以舒畅，使心神有所依附，所以名叫"神门穴"。

　　部位：属手少阴心经经脉的穴位。该处穴位在手腕关节的手掌一侧，尺侧腕屈肌腱近桡侧凹陷处。

　　主治：（1）此处穴位具有安神、宁心、通络的功效，主要治疗心烦失眠，对神经衰弱也有一定的疗效；（2）此穴是人体精气神的出入之处，是治疗心脏疾病的重要穴位；（3）按压此处穴位能有效治疗心悸、心绞痛、多梦、健忘、失眠、痴呆、惊悸、怔忡、心烦、便秘、食欲不振等疾患；（4）坚持按压此处穴位，对糖尿病、扁桃体炎、腕关节运动障碍、高血压等病症具有很好的调理功效；（5）在现代中医临床中，常利用此穴治疗无脉症、神经衰弱、癔症、精神分裂症等；（6）配大椎穴、丰隆穴治疗癫狂，配支正穴治疗健忘、失眠、无脉症。

自我取穴按摩法

①正坐，伸右手仰掌，屈肘向上约45°，此穴位在无名指和小指掌的外侧；
②用左手的四指握住右手腕，大拇指弯曲，用指甲尖垂直掐按豆骨下、尺骨端的凹陷处，有酸胀和痛感；
③先左后右，每天早、晚两穴位各掐按1次，每次掐按3～5分钟。

取穴 按摩

▶ 精确取穴

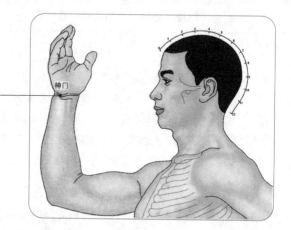

神门

位于腕横纹尺侧端，尺侧腕屈肌腱近桡侧凹陷处。

▶ 取穴技巧

功用

安神、宁心、通络。

配伍治病

健忘失眠、无脉：神门配支正；
癫狂：神门配大椎、丰隆。

正坐，伸手，仰掌，屈肘向上约45°，此穴位在无名指和小指掌的外侧。用另一只手四指握住手腕，弯曲大拇指，指甲尖所到的豆骨下、尺骨端凹陷处即是该穴。

▶ 自我按摩

弯曲大拇指，以指甲尖垂直掐按穴位，每日早、晚左右手各掐按3~5分钟，先左后右。

程度	掐按法	时间(分钟)
轻		3~5

少府穴 治疗心胸痛，少府最有效

SHAO FU XUE

主治 胸痛 心悸 小指拘挛 掌中热

　　少府穴名出自《针灸甲乙经》，属于手少阴心经穴位。在医学古籍中，对这个穴位的重要功能和作用都有描述。现代都市生活中，每个人的工作压力都很大，工作节奏很快，事务非常繁重，再加上很多人喜欢吃大鱼大肉，对高蛋白、高脂肪、高营养物质的摄取过量，又缺乏足够的运动消耗体内多余的能量，于是就容易患上心肌缺氧、心肌梗死、心绞痛等疾病。在疾病初期，如果能坚持按压少府穴，不但可以缓解胸中的郁闷之气，使病情得到有效控制，而且对各种心脏疾病的预防和调理也有积极作用。

　　命名：少，阴的意思；府，府宅的意思；"少府"是指本穴为心经气血的聚集之处。本穴物质是少冲穴传来的高温水湿之气，到达本穴后成为聚集之状，犹如宾客云集府宅，所以名"少府"。少府穴也称兑骨穴，"兑"在八卦中指"口"，"骨"的意思是"水"，"兑骨"的意思是说此穴内的气血物质中富含水湿。

　　部位：属手少阴心经经脉的穴位，位于第4、5掌骨之间，屈指握拳时小指尖处。

　　主治：（1）此处穴位具有宁神志、调心气的功能，主要治疗各种心脏疾患，如风湿性心脏病、心悸、心律不齐，心绞痛、胸痛等；（2）此处穴位能通达心、肾，能舒解两经抑郁之气，所以能医治女性生殖系统的疾病以及遗尿、尿闭、阴痒痛等；（3）坚持按压此处穴位，对前臂神经麻痛、掌中热、小指挛痛等病症具有很好的调理作用；（4）配内关穴治疗心悸。

自我取穴按摩法

① 正坐，伸手仰掌，屈肘向上约45°；
② 以小指、无名指屈向掌中，当小指与无名指指尖中间与上指根下横曲线交会处即是该穴位；
③ 用一只手的四指轻握另一只手的手背，大拇指弯曲，用指尖按压穴位，有酸胀的感觉（用小指甲尖轻轻掐按有刺痛感）；
④ 每日早、晚左右穴位各按揉1次，每次揉按3~5分钟。

取穴 按摩

▶ 精确取穴

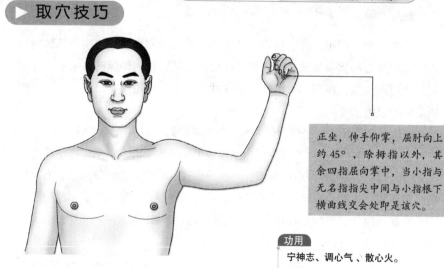

少府

位于人体的手掌面，第4、5掌骨之间。

▶ 取穴技巧

正坐，伸手仰掌，屈肘向上约45°，除拇指以外，其余四指屈向掌中，当小指与无名指指尖中间与小指根下横曲线交会处即是该穴。

功用

宁神志、调心气、散心火。

配伍治病

心悸：少府配内关。

▶ 自我按摩

以一手四指轻握另一手背，弯曲大拇指，以指尖按压穴位，每日早、晚左右各揉（或掐）按3~5分钟。

程度	拇指压法	时间(分钟)
适度		3~5

SHAO CHONG XUE

少冲穴　急救中风，要掐少冲

主治　胸痛　心悸　小指拘挛　掌中热

手和脚一样，都布满了与人体器官紧密相连的经络穴位。当身体某个部位发生异常时，手上的相应部位也会发生变化；同理，手上相应的穴位也能治疗与之相连的某一器官的疾病。手上有6条经脉循行，与全身各脏腑、组织、器官相通，约有近百个穴位，按摩这些穴位，可以使人体相对应的器官疾病得到缓解。其中，小指上的少冲穴与心脏具有密切的关系，当心脏病发作的时候，只要用力按压小指的指尖，就可使病情得到缓解。例如，如果有人突然中风倒下，牙关紧闭，不省人事，或者突然心脏病发作，在这种紧急状况下，一边要将病人迅速送往医院急救，一边可以掐按病人的少冲穴，起到贯通气血、起死回生的作用。民间抢救脑中风患者时，就是用针轻轻刺破少冲穴，挤几滴血出来，借以挽救病人的生命。

命名：少，阴也；冲，突也；"少冲"是指此穴中的气血物质从体内冲出。此穴为心经体表经脉与体内经脉的交接之处，体内经脉的高温水气以冲射之状涌出体表，所以名"少冲"。少冲穴也名"经始"，意思是此穴是少阴心经的起始之处。

部位：属手阴少心经经脉的穴位，在小指桡侧、指甲角旁约0.1寸处。

主治：（1）掐按此处穴位可以紧急救治中风猝倒和心脏病发作的病人；（2）按压此穴位对各种心脏疾患、热病、昏迷、心悸、心痛等病症具有良好的缓解作用；（3）坚持按压此处穴位，对肋间神经痛、喉头炎、结膜炎、黄疸、上肢肌肉痉挛等病症具有很好的调理功能；（4）配太冲穴、中冲穴、大椎穴治疗热病、昏迷。

自我取穴按摩法

① 正坐，手平伸，掌心向下，屈肘向内收；
② 用另一只手轻握这只手的小指，大拇指弯曲，用指甲尖垂直掐按穴位，有刺痛的感觉；
③ 先左后右，每日早、晚掐按左右穴位各1次，每次掐按3～5分钟。

取穴　按摩

▶ 精确取穴

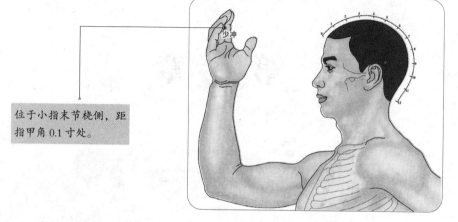

位于小指末节桡侧，距指甲角 0.1 寸处。

▶ 取穴技巧

手平伸，掌心向下，用另一只手轻握小指，弯曲大拇指，指尖靠无名指侧的边缘处即是该穴。

功用

生发心气、清热息风、醒神开窍。

配伍治病

热病、昏迷：少冲配太冲、中冲、大椎。

▶ 自我按摩

弯曲大拇指，用指甲尖垂直掐按穴位，每日早、晚左右各掐按3~5分钟，先左后右。

程度	掐按法	时间(分钟)
轻		3~5

第6章

手太阳小肠经经穴

　　手太阳小肠经的经穴具有宁心安神、舒筋活络的功效，按摩这些经穴可以疏通经气，缓解疲劳。小肠经起于手小指尺侧端，最后经由其支脉到达颧部，与足太阳膀胱经相接，主要循行于上肢、肩膀及头部。

　　本经所属腧穴主治耳聋，眼睛昏黄，面颊肿，颈部、颔下、肩胛、上臂、前臂的外侧后边痛等。《黄帝内经·灵枢·经脉》中记载："小肠手太阳之脉……是主液所生病者，耳聋，目黄，颊肿，颈、颔、肩、臑、肘臂外后廉痛。"

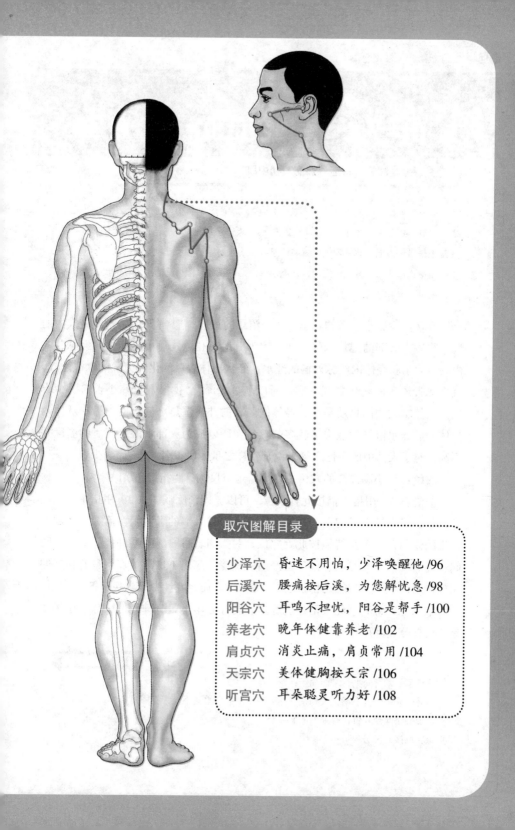

取穴图解目录

少泽穴

SHAO ZE XUE

昏迷不用怕，少泽唤醒他

主治 喉痛 昏迷 热病 初中风

此穴位名出自《黄帝内经·灵枢·本输》："少泽，别名小吉、小结。少者，小也；泽者，润也。心之热出火府于小肠，故名少泽。"当你感到喉咙疼痛、吞咽困难的时候，只要用指甲稍微用力掐按此处穴位，就能快速解除咽喉疼痛。对于中风后不省人事的患者，只要用指甲稍微用力掐按此处穴位，就能使气血得以畅通，让昏迷的患者苏醒。此外，本穴对产妇少乳也有疗效。

命名：少，小、微的意思；泽，沼泽的意思；"少泽"就是指此处穴内的气血物质为天部的湿热水气。此穴因为有地部孔隙连通小肠经体内经脉，穴内物质为小肠经体内经脉外输的经水，经水出体表后气化为天部的水湿之气，就像热带沼泽的气化之气一样，所以名"少泽"。少泽穴也称小吉穴、少吉穴。虽然本穴内的物质是小肠经体内经脉的外输湿热水气，但因为它从体内出体表后，水液气化散失了较多的热量，所以成为天部水湿之气后的温度并不高，对于天部中的金性之气来说是吉祥之事，所以名"小吉""少吉"。

部位：属小肠经脉的穴位，在小指末节尺侧，距指甲角0.1寸。

主治：（1）用指甲掐按此处穴位，可以立即消除喉痛；（2）用指甲掐按此处穴位，可以使中风初期、暴卒、昏沉、不省人事的患者气血流通，有起死回生的作用；（3）坚持掐按此处穴位，对头痛、目翳、咽喉肿痛、短气、肋间神经痛、前臂神经痛、颈项神经痛、耳聋、寒热不出汗等症状具有很好的调理作用；（4）坚持掐按此处穴位，能治疗乳痈、乳汁少等乳疾；（5）在现代中医临床上，常利用此穴治疗乳腺炎、乳汁分泌不足、神经性头痛、中风昏迷、精神分裂等症状。

自我取穴按摩法

① 一只手的掌背向上、掌面向下；
② 用另一只手轻握小指，大拇指弯曲，用指甲尖端垂直下压小指甲角；
③ 轻轻掐按此处穴位，有强烈的刺痛感；
④ 每次掐按1~3分钟。

取穴 按摩

▶ 精确取穴

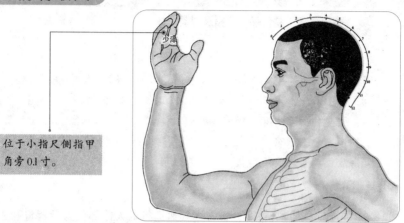

位于小指尺侧指甲角旁0.1寸。

▶ 取穴技巧

掌背向上、掌面向下，以另一只手轻握小指，弯曲大拇指，指尖所到达的小指指甲外侧下缘处即是该穴。

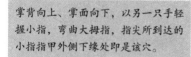

功用

醒神开窍、通络止痛。

配伍治病

热病、昏迷、休克：少泽配人中。

▶ 自我按摩

以另一只手轻握小指，弯曲大拇指，以指甲尖端垂直下压，轻轻掐按穴位，每次掐按1~3分钟。

程度	掐按法	时间(分钟)
轻		1 ~ 3

HOU XI XUE

后溪穴 腰痛按后溪，为您解忧急

主治 头项强痛　腰背痛　手指及肘臂挛痛

此穴名最早见于《黄帝内经·灵枢·本输》。《医宗金鉴》中说："盗汗，后溪穴先砭。"后溪穴是一个很有用处的穴位，它位于小肠经上，是人体奇经八脉的交会穴，与督脉相通，能泻心火、壮阳气、调颈椎、利眼目、正脊柱。在中医临床上，不管是颈椎出了问题，还是腰椎出了问题，或者眼睛出了问题，都会用到这个穴位，治疗效果非常明显。此外，它对长期伏案工作或者在电脑前久坐带来的不利影响具有调理作用。平时缺乏运动的人如果在走路或者搬抬重物时不小心闪了腰，疼痛难忍，用手指甲掐按此穴位，同时轻轻转动痛处，可以快速地止痛。

命名："后"与"前"相对，指穴内气血运行的人体部位为后背督脉之部；溪，穴内气血运行的道路。"后溪"的意思是穴内气血外行于腰背的督脉之部。本穴物质为前谷穴传来的天部湿热之气，至本穴后，其外散的清阳之气上行督脉，运行的部位为督脉所属之部。因为本穴有清阳之气上行督脉，所以为督脉手太阳之会。在五行中，此处穴位属木。

部位：属小肠经脉的穴位，在手掌尺侧，微微握拳，当第5指掌关节后远侧，掌横纹头赤白肉际。

主治：（1）能有效治疗闪腰、腰痛、腰部急性扭伤、慢性劳损等；（2）对头痛、目赤、耳聋、咽喉肿痛、手指及臂肘痉挛也具有疗效；（3）坚持按压此穴，并配合针灸，能治疗精神分裂、癔症、肋间神经痛等疾患，对盗汗、落枕也具有缓解作用；（4）配列缺穴、悬钟穴治疗颈痛，配人中穴治疗急性腰扭伤。

自我取穴按摩法

① 伸臂屈肘向头，上臂与下臂约45°角；
② 轻握拳，手掌小指根下横曲线之尾端在小指下侧边凸起如一火山口状处即是该穴位；
③ 用指甲掐按穴位，有胀酸感；
④ 每次掐按1～3分钟；
⑤ 长期伏案工作或在电脑前久坐的人，可以每隔1小时将双手后溪穴放在桌沿上来回滚动3～5分钟。

取穴 按摩

▶ 精确取穴

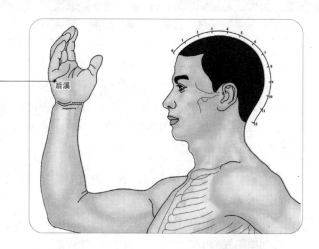

后溪

第5指掌关节后尺侧的远侧，掌横纹头赤白肉际处即是。

▶ 取穴技巧

伸臂屈肘向头，上臂与下臂约呈45°角，轻握拳，手掌小指根下横曲线之尾端在小指下侧边凸起如一火山口状处即是该穴。

功用

通络、活血、止痛。

配伍治病

颈项强直、落枕：后溪配天柱；
耳鸣、耳聋：后溪配翳风、听宫。

▶ 自我按摩

轻握拳，以一只手轻握另一只手手背，弯曲大拇指，垂直向着掌心方向下压穴位，每次按1~3分钟。

程度	拇指压法	时间(分钟)
适度	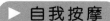	1~3

阳谷穴

YANG GU XUE

耳鸣不担忧，阳谷是帮手

主治 头痛 目眩 耳鸣 热病 癫痫

衰老是人体的自然生理规律，但是通过科学的调养可以延缓衰老，延年益寿，方法之一就是经常按摩阳谷穴，可以疏通经络，调和营卫，使气血得以顺畅运行，继而促进整个人体的新陈代谢，协调脏腑功能，有效增强机体的抗病能力。长时间伏案工作的人如果感到头晕眼花，按摩此处穴位能够明目安神。此外，坚持按压此处穴位，对经常性耳鸣的人也具有良好的疗效。

命名：阳，阳气的意思；谷，指两山所夹空虚之处。"阳谷"的意思是小肠经气血在此吸热后，化为天部的阳热之气。此处穴位的物质是腕骨穴传来的湿热水气，到达本穴后，水气进一步吸热气化上行至更高的天部层次。本穴如同阳气的生发之谷，所以名叫"阳谷"。因为气血物质在此处穴位的变化是吸热胀散循经传输，动而不居，所以是小肠经经穴。在五行中，此穴属火。因为本穴的气血物质为腕骨穴传来的湿热水气，到达本穴后，进一步吸热胀散，胀散之气上炎天部，有火的炎上特征，所以属火。

部位：此处穴位在手腕尺侧，当尺骨茎突与三角骨之间的凹陷处。

主治：（1）此穴具有明目安神、通经活络的作用；（2）经常按压此穴对精神神经系统的疾病具有一定疗效，如精神病、癫痫、肋间神经痛、尺神经痛等；（3）经常按压此穴能治疗五官科的一些疾病，如神经性耳聋、耳鸣、口腔炎、齿龈炎、腮腺炎等；（4）坚持按压此处穴位，对头痛、目眩、热病、腕痛都具有缓解作用；（5）配阳池穴治疗腕痛。

自我取穴按摩法

① 屈肘，手背朝上，另一只手的四指轻托手臂，拇指放在小指侧手腕附近，骨头凸出处的前方凹陷处，此时用拇指按压所在之处有酸胀感；

② 屈肘侧腕，用拇指指腹按压穴位，做圈状按摩；

③ 每次按压1～3分钟。

取穴 按摩

▶ 精确取穴

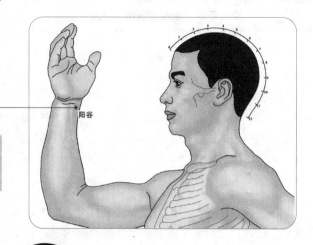

位于手腕尺侧，尺骨茎突与三角骨之间的凹陷处。

▶ 取穴技巧

功用

明目安神、通经活络。

配伍治病

腕痛：阳谷配阳池。

屈肘，手背朝上，另一只手四指轻托手臂，拇指置于小指侧手腕附近的骨头凸出处的前方凹陷处，则拇指所在处即是该穴位。

▶ 自我按摩

屈肘侧腕，以拇指指腹按压穴位，并做圈状按摩，每次按压1~3分钟。

程度	拇指压法	时间(分钟)
适度		1~3

YANG LAO XUE
养老穴　晚年体健靠养老

主治　目视不明　急性腰扭伤　落枕

养老穴可以调气活血、舒筋散寒、通络止痛，可用于解决经脉循行部位的急性疼痛等病症。夜晚睡眠的姿势不对，或枕头的高低不合适，很容易使颈部肌肉长时间被过分牵拉，从而导致落枕；或者因为颈部肌肉扭伤，或者因为偶感风寒，导致颈项局部经脉气血阻滞，从而使得颈项强直。还有的人晚上总是睡不安稳，不断地被尿意唤醒，可是等到了洗手间后又尿不出来，或者好不容易才尿出一丁点儿；有的人则表现为尿频。还有的人视力和听力渐渐模糊不清，或者坐久了要站起来，或上下楼梯的时候总觉得脚和膝盖关节不利落，如果有这些症状，都可以通过按摩养老穴进行调理。

命名：养，生养、养护的意思；老与少、小相对，长者为尊。"养老"的意思是此处穴位对老年人容易患的各种疾病很有益处。因为小肠的功能是吸收水谷所化之精气供养全身，同时因为此处穴位可以治疗目视不明、耳闭不闻、肩臂疼痛、手脚不能自主等老年病，是供养老人、调治老年疾病的重要穴位，所以称为养老穴。

部位：属手小肠经经脉的穴位。屈肘，手掌心向胸，当尺骨小骨桡侧缘上方凹陷中。

主治：（1）坚持按摩此穴，对老年人身体器官退化、衰老等各种疾病具有疗效；（2）按摩此穴能治疗目视不清，肩、背、肘、臂等部位的酸痛，以及呃逆、落枕、腰痛等疾病；（3）坚持按摩此穴位，能舒筋、通络、明目，对身体具有很好的调理作用；（4）此穴位对脑血管疾病也有一定的疗效；（5）能治疗急性腰扭伤、落枕、近视等；（6）配太冲穴、足三里穴治疗目视不明。

自我取穴按摩法

① 举臂屈肘，手掌心朝胸口；
② 用另一只手的示指指尖揉按尺骨基状突起部的凹陷沟；
③ 用示指的指尖垂直向下揉按，穴位处有酸胀感；
④ 每次左右两穴各揉按1～3分钟。

取穴 按摩

▶ **精确取穴**

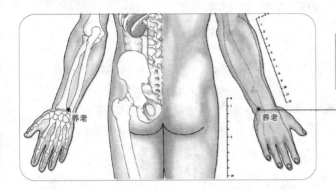

前臂背面尺侧，尺骨小头近端桡侧凹陷中处即是。

▶ **取穴技巧**

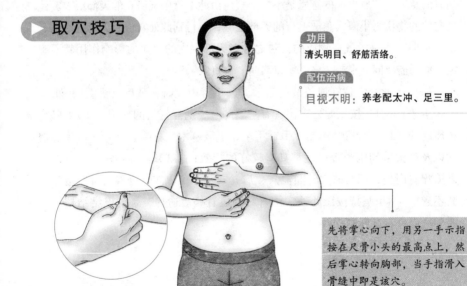

功用

清头明目、舒筋活络。

配伍治病

目视不明：养老配太冲、足三里。

先将掌心向下，用另一手示指按在尺骨小头的最高点上，然后掌心转向胸部，当手指滑入骨缝中即是该穴。

▶ **自我按摩**

举臂屈肘，手掌心朝向胸口，以另一只手示指指尖垂直向下揉按穴位，每次左右各揉按1~3分钟。

程度	示指压法	时间(分钟)
适度		1~3

肩贞穴　消炎止痛，肩贞常用

JIAN ZHEN XUE

主治　肩臂疼痛　瘰疬　耳鸣　肩关节周围炎

此穴位名出自《黄帝内经·素问·气穴论》。现代人由于长期习惯在电脑前久坐不动，或者长时间伏案工作，再加上缺乏必要的运动，久而久之就极有可能导致双肩气血运行不畅，致使肌肉僵硬，从而导致肩膀疼痛难忍。此时如果不注意运动、休息、调理，或者得不到及时的治疗，时间久了就会患上肩周炎等疾病。此外，由于气血不畅，有些人还会时常感到双手臂麻木。人体肩部有一个穴位名叫肩贞穴，只要长期坚持按压这个穴位，就可以使肩膀疼痛的症状得到缓解，并且对肩周炎也有一定的治疗效果。

命名：　"肩"是指穴位所在的部位是肩部；"贞"在中国古代是贞卜、问卦的意思；"肩贞"的意思是小肠经气血由此上行阳气所在的天部层次。此处穴位的物质为小海穴蒸散上行的天部之气，上行到此处穴位后，此气冷缩、量少势弱，于是，气血物质的火热之性对天部层次的气血的影响作用就不确定，如同需要问卜求卦一样，所以名叫"肩贞穴"。

部位：　此处穴位在肩关节的后下方，手臂内收时，腋后纹头上1寸处。

主治：　（1）按压此处穴位具有醒脑聪耳、通经活络的作用；（2）坚持按压此处穴位，对肩胛疼痛、手臂不举、上肢麻木、耳鸣、耳聋、齿疼、瘰疬以及肩关节周围炎等病症都具有较好的疗效；（3）配肩髃穴、肩髎穴可以治疗肩周炎，配肩髎穴、曲池穴、肩井穴、手三里穴、合谷穴可以治疗上肢不遂；（4）坚持按压此处穴位，对脑血管病后遗症、颈淋巴结结核、头痛等病症具有良好的疗效。

自我取穴按摩法

① 正坐垂肩，在肩关节的后下方；
② 双臂互抱，双手伸向腋后，中指指腹所在的腋后纹头之上就是此处穴位；
③ 用中指指腹按压穴位，有酸痛感；
④ 分别揉按左右的穴位，每次揉按1～3分钟。

取穴　按摩

▶ **精确取穴**

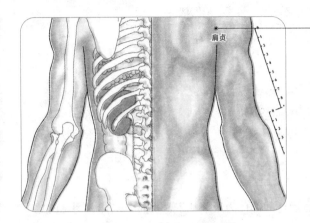

肩贞

位于肩关节后下方，臂内
收时，腋后纹头上1寸处。

▶ **取穴技巧**

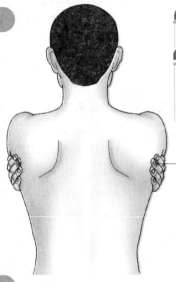

功用

清头聪耳、通经活络。

配伍治病

肩周炎：肩贞配肩髃、肩髎；
上肢不遂：肩贞配肩髎、曲池、
肩井、手三里、合谷。

双臂互抱，双手伸向腋后，
中指指腹所在的腋后纹头上
即是该穴。

▶ **自我按摩**

以中指指腹按压穴位，每次左
右各揉按1~3分钟。

程度	中指折叠法	时间(分钟)
适度		1~3

天宗穴 美体健胸按天宗

TIAN ZONG XUE

主治 乳房痛　乳汁分泌不足　胸痛　肩膀酸痛

此穴位名出自《针灸甲乙经》："在秉风后大骨下陷者中……肩重、肘臂痛不可举，天宗主之。"《铜人腧穴针灸图经》中说："(主)肩胛痛，臂肘外后廉痛，颊颌肿。"《循经考穴编》中说："当是肩板骨下陷中。"清代高士宗在《黄帝内经素问直解》中说："肩解下三寸，两天宗穴，相去秉风三寸。"从以上论述可以看出，古人对天宗穴的位置和功用已经有了非常详细的了解。凡遇到肩重肘臂痛不可举、胸肋支满、颊颌肿、肩胛痛、背痛时，按压此处穴位就可以使病情得到缓解。在近现代中医临床上，天宗穴还用于治疗女性的乳腺炎、乳腺增生、产后乳少，以及肩关节周围炎、落枕、慢性支气管炎等疾病。

命名：天，指穴内气血运行的部位为天部；宗，祖庙、宗仰、朝见的意思；"天宗"的意思是说小肠经气血由此气化上行于天。本穴物质为臑俞穴传来的冷凝地部经水，到达本穴后，经水复气化上行天部，犹如向天部朝见一样，所以名"天宗穴"。

部位：属手小肠经经脉的穴位，在肩胛骨冈下窝的中央，或者肩胛冈中点下缘下1寸处。

主治：（1）按压此处穴位具有疏通肩部经络、活血理气的作用；（2）此处穴位是治疗女性急性乳腺炎、乳腺增生的特效穴位，按摩此穴位对乳房疼痛、乳汁分泌不足、胸痛也有明显的疗效；（3）按压此穴位能治疗肩胛疼痛、肩背部损伤、上肢不能举等局部疾病；（4）坚持揉按此处穴位，对气喘、颊颌肿等病症具有改善作用；（5）配秉风穴治疗肩胛疼痛，配膻中穴、足三里穴治疗乳痈；（6）现代中医临床常利用此处穴位治疗肩胛疼痛、肩关节周围炎、慢性支气管炎等。

自我取穴按摩法

① 用对侧手，由颈下过肩，以中指的指腹按揉穴位；
② 如果可以正坐或者俯卧，可以请他人用双手大拇指的指腹垂直按揉穴位，穴位处有胀、酸、痛感；
③ 先左后右，每次各按揉穴位1~3分钟，也可以双侧穴位同时按揉。

取穴 按摩

▶ 精确取穴

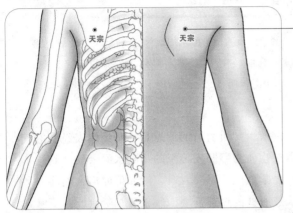

天宗

天宗

肩胛骨冈下窝中央凹陷处，约肩胛冈下缘与肩胛下角之间的上1/3折点处即是。

功用

通络活血、消炎止痛。

配伍治病

肩胛疼痛：天宗配秉风；

乳痈：天宗配膻中、足三里。

▶ 取穴技巧

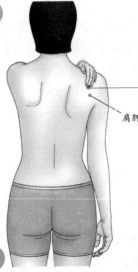

肩胛骨

以对侧手，由颈下过肩，手伸向肩胛骨处，中指指腹所在的肩胛骨冈下窝的中央处即是该穴。

▶ 自我按摩

以中指指腹按揉，每次先左后右各（或双侧同时）按揉1~3分钟。

程度	中指折叠法	时间(分钟)
适度		1~3

听宫穴 耳朵聪灵听力好

TING GONG XUE

主治 耳鸣 耳聋 中耳炎 牙痛 癫痫

《针灸甲乙经》和《医学入门》云：此穴位"在耳前珠子旁"。《经穴图考》云：此穴在"耳门之前"。近现代针灸名家黄学龙云："听宫在听会、颊车之间。余思过去经验，似以开口取听宫为宜，刺三分，灸三壮。"耳鸣、重听、听力障碍等，只要长期坚持按压听宫穴，就能获得有效的改善。

命名：听，闻声；宫，宫殿；"听宫"的意思是小肠经体表经脉的气血由本穴内走体内经脉。本穴物质为颧髎穴传来的冷凝水湿云气，到达本穴后，水湿云气化雨降地，降雨强度比颧髎穴大，犹如可闻声，而注入地之地部的经水又如同流入水液所处的地部宫殿，所以名"听宫"。听宫穴又名"多闻""多所闻"，意思是此穴气血流入地之地部为空洞之处，产生的回声既响又长。

部位：属手小肠经经脉的穴位，在耳屏正中前，张口后的凹陷处。

主治：（1）这个穴位主要治疗和耳朵及听觉有关的各种疾病，如耳鸣、耳聋、中耳炎、外耳道炎、聤耳等，据《铜人腧穴针灸图经》记载："治耳聋如物填塞、无所闻等。"（2）长期坚持按摩这个穴位，对治疗失声、牙痛、癫痫、心腹痛、三叉神经疼痛、头痛、目眩头晕等病症具有良好的效果；（3）配翳风穴、中渚穴治疗耳鸣、耳聋。

自我取穴按摩法

①正坐，目视前方，口微微张开；
②举起双手，手指尖朝上，手掌心向前；
③用大拇指的指尖垂直且轻轻插入耳屏前面的凹陷正中处，穴位处会有刺痛感；
④轻轻用大拇指的指尖揉按穴位；
⑤左右揉按，每次揉按1~3分钟，或者两侧穴位同时揉按。

取穴 按摩

▶ **精确取穴**

位于面部，耳屏前，下颌骨髁状突的后方，张口时呈凹陷处即是。

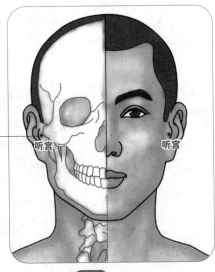

听宫　　　听宫

▶ **取穴技巧**

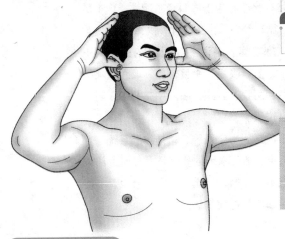

功用

清头聪耳、宁神止痛。

配伍治病

耳鸣、耳聋：听宫配翳风、中渚。

正坐，目视前方，口微张开。举双手，指尖朝上，掌心向前。将大拇指指尖置于耳屏前凹陷正中处，则拇指指尖所在的位置即是该穴。

▶ **自我按摩**

以大拇指指尖轻轻揉按，每次左右各（或双侧同时）揉按1~3分钟。

程度	拇指压法	时间(分钟)
适度		1~3

第 7 章

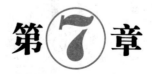

足太阳膀胱经经穴

　　足太阳膀胱经是十四经络中最长的一条经脉，几乎贯穿整个身体。此经脉起于内眼角睛明穴，止于足小趾端至阴穴，循行经过头、颈、背、腿、足部。《黄帝内经·灵枢·寒热病》中说："足太阳有通项入于脑者，正属目本，名曰眼系，头目苦痛，取之在项中两筋间入脑，乃别阴跷、阳跷，阴阳相交，阳入阴，阴出阳，交于目锐眦。"

　　本经腧穴主治泌尿生殖系统、精神神经系统、呼吸系统、循环系统、消化系统的病症及本经所过部位的病症，例如癫痫、头痛、目疾、鼻病、遗尿、小便不利及下肢后侧部位的疼痛等症。

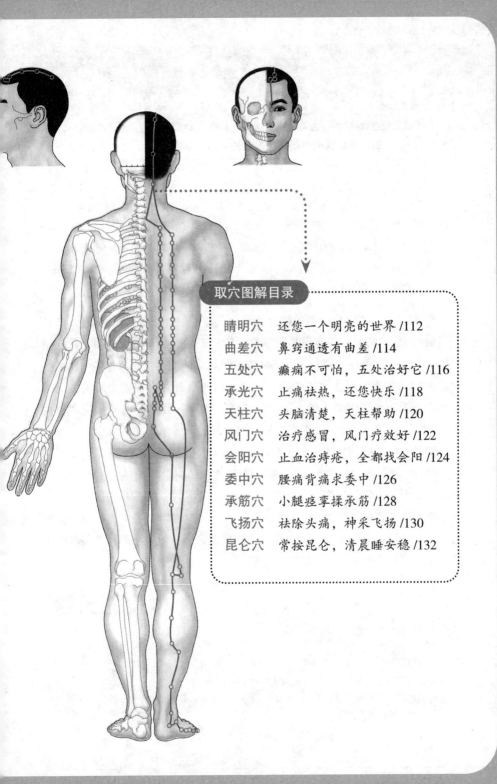

JING MING XUE

睛明穴 还您一个明亮的世界

主治 急慢性结膜炎 眼睛充血红肿 假性近视

"睛明"出自《针灸甲乙经》，属于足太阳膀胱经。睛明穴最早见于《黄帝内经·素问·气府论》，又名泪空、泪腔等，能治疗各种眼疾、面瘫、呃逆、急性腰扭伤等症。在《铜人腧穴针灸图经》中，记载这个穴位主治11种病症，其中10种为眼疾。经常按摩睛明穴，不但对老年人的老花眼有疗效，而且能治疗轻度近视，对中高度近视也有缓解作用。当你发现有视力不佳、眼前如有薄雾、双眼畏光、迎风流泪、眼睛酸涩、双眼红肿等不适症状时，只要经常按摩这处穴位，就可以得到改善。

命名：睛，指穴位所在的部位及穴内气血的主要作用对象为眼睛；明，光明的意思；"睛明"的意思是眼睛接受膀胱经的气血而变得光明。此穴是太阳膀胱经上的第一穴位，气血来自体内膀胱经的上行气血，是体内膀胱经吸热上行的气态物所化之液，即血。此穴将膀胱经之血提供给眼睛，眼睛受血而能视，变得明亮清澈，所以名"睛明"。"睛明穴"也被称为"目内眦""泪孔穴""泪空穴""泪腔穴""目眦外"。

部位：属膀胱经经脉的穴位，在目内眼角外0.1寸处，鼻梁旁的凹陷处。

主治：（1）此穴是主治所有眼病的关键穴位，对眼睛具有去眼翳、镇痛、消肿、止泪、止痒的作用，能令眼睛明亮；（2）按摩此处穴位能使急慢性眼结膜炎、眼睛充血红肿的症状有所缓解；（3）坚持按摩此处穴位，对假性近视、轻度近视、散光、老花眼、夜盲症、早期轻度白内障、迎风流泪等眼疾具有非常明显的调理、改善作用。

自我取穴按摩法

①正坐，轻闭双眼；
②两肘撑在桌面上，双手的手指交叉，除大拇指外，其余八指的指尖朝上；
③大拇指的指甲尖轻轻掐按鼻梁旁边与内眼角的中点；
④在骨上轻轻前后刮揉，有酸、胀以及稍微刺痛的感觉；
⑤每天左右两穴位分别刮揉1次，每次1~3分钟，也可以两侧穴位同时刮揉。

取穴 按摩

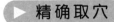

▶ 精确取穴

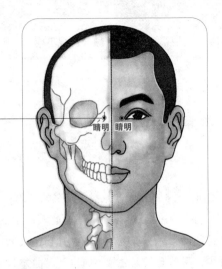

睛明 睛明

位于面部，距目内眦角上方 0.1 寸的凹陷处。

▶ 取穴技巧

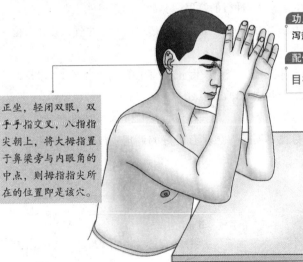

正坐，轻闭双眼，双手手指交叉，八指指尖朝上，将大拇指置于鼻梁旁与内眼角的中点，则拇指指尖所在的位置即是该穴。

功用

泻热明目、祛风通络。

配伍治病

目视不明：睛明配球后、光明。

▶ 自我按摩

用大拇指指甲尖轻掐穴位，在骨上轻轻前后刮揉，每次左右各（或双侧同时）刮揉1~3分钟。

程度	掐按法	时间(分钟)
轻		1~3

QU CHAI XUE

曲差穴　鼻窍通透有曲差

主治　头痛　鼻塞　鼽衄　目视不明

这个穴位名出自《针灸甲乙经》，别名鼻冲，属足太阳膀胱经经穴。和眉冲穴一样，曲差穴对鼻塞、头痛、目视不明也具有良好的治疗作用。《针灸甲乙经》云："喘息不利，烦满，曲差主之。"《铜人腧穴针灸图经》云："治目视不明。"如果你感到鼻子不舒服，或感冒后鼻塞不通，或不断地流鼻涕，此时只需要按揉曲差穴，就能使病情得到缓解。

命名：曲，隐秘的意思；差，派遣的意思；"曲差"的意思是说膀胱经气血由此穴位输送到头上的各个部位。此穴位中的物质是眉冲穴传来的水湿之气，到达这里后，进一步吸热胀散，并输送头上各部位。但是，因为它的气血水湿成分少，呈若有若无之状，所以名"曲差"。曲差穴也被称为"鼻冲"，鼻主肺，指穴位内的物质为气；冲，冲行的意思；"鼻冲"的意思就是穴位内的气血运行呈冲行之状。因为此穴位内的物质是眉冲穴传来的水湿之气，在此穴位进一步吸热胀散，并且向穴外冲行，所以称"鼻冲"。

部位：这处穴位在人体头部，当前发际正中直上0.5寸，旁开1.5寸，即神庭穴与头维穴连线的内1/3与中1/3的交点处。

主治：（1）按摩曲差穴能清热降浊、通窍明目；（2）经常按摩此处穴位，对头痛、鼻塞、鼽衄、目视不明等疾患具有良好的调理、改善、治疗作用；（3）配合谷穴治疗头痛、鼻塞。

自我取穴按摩法

① 将一只手的手掌心朝面部，中间三指并拢，其余两指弯曲；
② 无名指的指腹探入前发际，放在发际的正中处，则示指的指尖所在之处就是该穴位；
③ 用示指的指腹，以适当的力度按压穴位；
④ 以同样的方法按压另一侧穴位；
⑤ 可以左右分别按压两穴位，也可以两处穴位同时按压，每次每穴位按压1～3分钟。

取穴　按摩

▶ 精确取穴

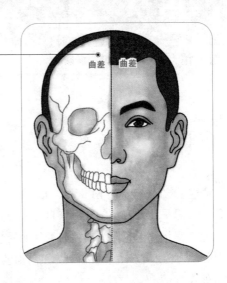

曲差　曲差

位于人体头部，前发际正中直上0.5寸，旁开1.5寸，即神庭穴与头维穴连线的内1/3与中1/3交点处。

▶ 取穴技巧

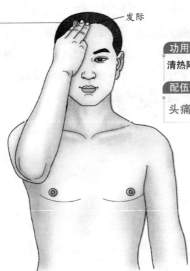

发际

手掌心向颜面，中间三指并拢，其余两指弯曲，无名指指腹探入前发际，放于发际正中处，则示指指尖所在的位置即是该穴。

功用

清热降浊、通窍明目。

配伍治病

头痛、鼻塞：曲差配合谷。

▶ 自我按摩

以示指指腹按压穴位，每次左右各1~3分钟。

程度	示指压法	时间(分钟)
适度		1~3

WU CHU XUE
五处穴 癫痫不可怕，五处治好它

主治 头痛 目眩 癫痫

这个穴位名出自《针灸甲乙经》，在《医学入门》中作"巨处"，属足太阳膀胱经经穴。这处穴位的功效与眉冲穴、曲差穴略同，主治头痛、目眩、目视不明等疾患。如果感到头晕眼花，或总是看不清东西，经常按揉这个穴位，具有很好的治疗作用。关于它的作用，《铜人腧穴针灸图经》云："治头风，目眩。"《针灸大成》云："主目不明。"

命名：五，指东、南、西、北、中五个方位；处，处所的意思；"五处"的意思是此处穴位的气血来自头上的各部位。此处穴位的气血本来应该由曲差穴提供，但是因为曲差穴的气血受热后散于膀胱经之外，所以基本上没有物质再传入本穴，于是，此穴的气血就由头上各部位的气血汇入，因此名"五处穴"。五处穴也被称为"巨处"。巨，巨大的意思；处，处所的意思；"巨处"就是指此处穴位的气血来自穴外的广阔天部。

部位：这个穴位在人体的头部，位于前发际正中直上1寸，旁开1.5寸处。

主治：（1）按摩此处穴位具有宁神止痛、活血通络的作用；（2）经常按摩这个穴位，能有效治疗头痛、目眩、癫痫等疾病；（3）如果遇到小儿惊风，按摩这个穴位能迅速缓解小儿惊风的症状，帮助孩子及时得到救治；（4）配合谷穴、太冲穴治疗头痛、目眩，配率谷穴、行间穴有清利头目、平肝利胆的作用，能治疗头痛目眩。

自我取穴按摩法

① 伸出一只手，中间三指并拢，其余两指弯曲，手掌心朝向面部；

② 无名指第1关节全入发际，放于发际之上正中处，则示指的指尖所在之处就是该穴位；

③ 用同样的方法找出另一侧穴位；

④ 以适当的力度，用示指的指腹按压穴位，左右两穴位每次各按压1~3分钟。

取穴 按摩

▶ 精确取穴

位于人体的头部，前发际正中直上1寸，旁开1.5寸处。

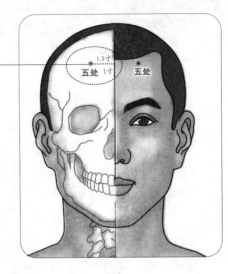

▶ 取穴技巧

中间三指并拢，其余两指弯曲，掌心向颜面，无名指第1关节全入发际，放于发际上正中处，则示指指尖所在的位置即是该穴。依此法找出另一穴。

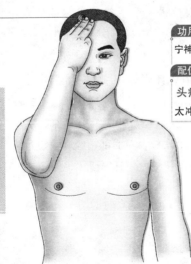

功用
宁神止痛、活血通络。

配伍治病
头痛、目眩：五处配合谷、太冲。

▶ 自我按摩

以示指指腹按压穴位，每次左右各1~3分钟。

程度	示指压法	时间(分钟)
适度		1~3

承光穴

CHENG GUANG XUE

止痛祛热，还您快乐

主治　头痛　目眩　鼻塞　热病

这个穴位名出自《针灸甲乙经》："承光，在五处后二寸。"《千金方》和《黄帝内经·素问·刺热》中均作"一寸"；《铜人腧穴针灸图经》和《针灸资生经》中作"一寸五分"。据医典记载，这处穴位主治风眩头痛、烦心欲呕、多清涕、鼻塞不闻香臭、口㖞、目眩、目翳、青盲、目视不明等疾患。此外，按摩这个穴位还能让人全身放松。在长时间从事紧张的工作之后，或者剧烈的运动之后，如果身体感到疲乏不堪，可以按摩此穴使身心放松下来。关于这个穴位的作用，《针灸甲乙经》云："（主）热病汗不出，青盲远视不明。"《铜人腧穴针灸图经》云："治风眩头痛。"《针灸大成》云："主目生白翳。"

命名：承，受的意思；光，亮、阳、热的意思；"承光"的意思是膀胱经气血在这个穴位进一步受热胀散。此处穴位物质是从五处穴传来的凉湿水气，到达本穴后，进一步受热胀散，犹如受之以热一样，所以名"承光"。

部位：这个穴位在人体头部，当前发际正中直上2.5寸，旁开1.5寸处。

主治：（1）按摩这个穴位具有清热明目、祛风通窍的作用；（2）按摩这个穴位对头痛、目眩、鼻塞、热病具有特殊的疗效，能使症状得到改善；（3）长期坚持按压这个穴位，对面部神经麻痹、角膜白斑、鼻息肉、鼻炎、内耳眩晕症等疾病具有明显的治疗和调理作用；（4）配百会穴治疗头痛。

自我取穴按摩法

① 左手四指并拢，拇指跷起；

② 将小指放在前发际正中处，找出示指指腹的位置，并以此为基点；

③ 再把左手中指与示指并拢，中指的指腹放在基点处，示指指尖所在的位置就是这个穴位；

④ 用同样的方法找出另一侧的穴位；

⑤ 用示指指腹按压穴位，左右穴位每次各按压1～3分钟。

取穴 按摩

▶ 精确取穴

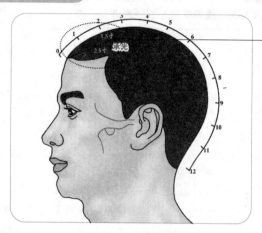

位于人体的头部，当前发际正中直上2.5寸，旁开1.5寸处。

▶ 取穴技巧

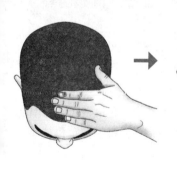

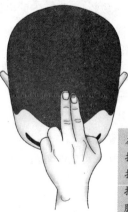

功用

清热明目、祛风通窍。

配伍治病

头痛：承光配百会。

左手四指并拢，拇指跷起，将小指放于前发际正中处，找出示指指腹所在位置，以此为基点；再把左手中指与示指并拢，中指指腹放于基点处，则示指指尖所在的位置即是该穴。依此法找出另一穴位。

▶ 自我按摩

以示指指腹按压穴位，每次左右各1～3分钟。

程度	示指压法	时间(分钟)
适度		1～3

TIAN ZHU XUE
天柱穴 头脑清楚，天柱帮助

主治 后头痛　颈项僵硬　视力衰弱　血压亢进

《黄帝内经》中说："泣出，补天柱经侠颈。""补天柱"就是在天柱穴施用补法。"侠颈"就是天柱穴在颈部的两旁。在气功八段锦中，有一个动作叫"鸣天鼓"，就是用两只手掌盖住耳门，手指尖向后，按压在天柱穴部位，示指用力叩打此处穴位，此时耳中就会有"嗡嗡"的声音震荡，就像鸣鼓一样。老年人经常按摩这个穴位，不但能预防中暑，还能改善头晕、耳鸣等症状。经常头痛、昏昏沉沉、视力模糊、头脑不清的人，只要每天坚持按压天柱穴，就会收到立竿见影的效果。

命名：天有两个意思，一是指穴位内的物质为天部阳气，二是指穴位内的气血作用于人的头颈；柱，支柱的意思，支撑重物的坚实之物，比喻穴位内气血饱满坚实。"天柱"的意思是膀胱经的气血在此穴位呈坚实饱满之状。本穴位内的气血是汇聚膀胱经背部各腧穴上行的阳气所致，其气强劲，充盈头颈交接之处，颈项受其气乃可承受头部重量，如同头上的支柱一样，所以名"天柱"。

部位：属足膀胱经经脉的穴位，位于后头骨正下方凹陷处；脖颈处有一块突起的肌肉（斜方肌），此肌肉外侧凹处，后发际正中旁开约1.3寸。

主治：（1）此穴位对后头痛、颈项僵硬、肩背疼痛、血压亢进、脑出血、鼻塞、嗅觉功能减退等具有疗效；（2）按摩这个穴位能改善视力衰弱、视神经萎缩、眼底出血等症状；（3）经常按摩这个穴位，还可以使头脑反应敏锐，增强记忆力，并且可以改善内脏机能。

自我取穴按摩法

① 正坐，双手举起，抬肘，掌心朝前，向着后头部；
② 指尖朝上，用大拇指的指腹从下而上按入颈后枕骨下，大筋外两侧凹陷处，有酸痛、胀、麻的感觉；
③ 由下往上轻轻用力按揉两侧穴位，每次按揉1～3分钟。

取穴　按摩

▶ 精确取穴

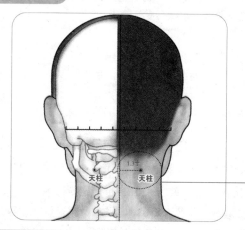

项部大筋(斜方肌)
外侧的凹陷中，当
后发际正中旁开
1.3寸处即是。

▶ 取穴技巧

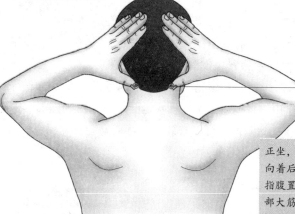

功用

通络、止痛、明目。

配伍治病

头痛项强：天柱配大椎。

正坐，双手举起，抬肘，掌心朝前，
向着后头部，指尖朝上，将大拇指
指腹置于后头骨正下方凹处，即颈
部大筋外两侧凹陷处，则拇指指腹
所在的位置即是该穴。

▶ 自我按摩

以大拇指指腹由下往上轻轻按
揉，每次左右各（或双侧同
时）1~3分钟。

程度	拇指压法	时间(分钟)
轻		1~3

FENG MEN XUE
风门穴 治疗感冒，风门疗效好

主治 风寒感冒发热 恶寒 咳嗽 支气管炎

此穴位名出自《针灸甲乙经》："风眩头痛，鼻不利，时嚏，清涕自出，风门主之。"《会元针灸学》中说："风门者，风所出入之门也……穴在第二椎下两旁，为风邪出入之门户，主治风疾，故名风门。"这个穴位是中医临床祛风最常用的穴位之一。比如，天冷的时候容易受风寒感冒，咳嗽不断，颈项僵硬，肩背酸痛。遇到这种情况，坚持按摩风门穴，就会收到意想不到的效果。

命名：风，指穴位内的气血物质主要为风气；门，指出入的门户；"风门"的意思是膀胱经气血在此化风上行。此穴位的物质是膀胱经背俞各穴上行的水湿之气，到此穴后吸热胀散，并化风上行，所以名"风门"。"风门穴"也称"热府""背俞""热府俞"。"热府"的意思是膀胱经气血在这里吸热上行。"背俞"的意思是此处穴位的气血来自背部各穴位。

部位：在第2胸椎棘突下，旁开1.5寸处，属足膀胱经经脉的穴位。

主治：（1）按摩这个穴位具有宣通肺气、调理气机的作用；（2）按摩这个穴位能有效治疗各种风寒感冒之发热、恶寒、咳嗽以及支气管炎等疾病；（3）这个穴位对预防感冒、头颈痛、胸背痛、荨麻疹、呕逆上气等病症都具有很好的调理作用；（4）用热吹风机吹这个穴位，对剧烈的哮喘具有迅速缓解的作用；（5）此穴位还可以有效治疗背部青春痘、痤疮。

自我取穴按摩法

① 正坐，头微微向前俯，举起双手，掌心向后；

② 示指和中指并拢，其余手指弯曲，越过肩伸向背部，将中指的指腹放置在大椎下第2个凹陷的中心，示指的指尖所在的位置就是该穴；

③ 举手抬肘，用中指的指腹揉按穴位，每次左右两侧穴位各揉按1～3分钟，或者两侧穴位同时揉按；

④ 可以正坐或者俯卧，请他人用大拇指的指腹揉按穴位。

取穴　按摩

▶ 精确取穴

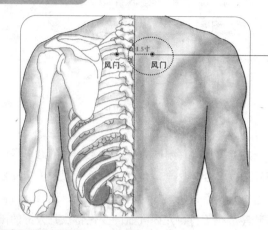

1.5寸
风门　风门

在背部，当第2胸椎棘突下，旁开1.5寸处。

▶ 取穴技巧

大椎

正坐，头微向前俯，双手举起，掌心向后，并拢示、中两指，其余手指弯曲，越过肩伸向背部，将中指指腹置于大椎下第2个凹陷（第2胸椎与第3胸椎间）的中心，则示指指尖所在的位置即是该穴。

功用

宣通肺气、调理气机。

配伍治病

咳嗽、气喘：风门配肺俞、大椎；

伤风咳嗽：风门配合谷。

▶ 自我按摩

举手抬肘，用中指指腹揉按穴位，每次左右各（或双侧同时）揉按1~3分钟。

程度	中指折叠法	时间(分钟)
适度		1~3

会阳穴 HUI YANG XUE

止血治痔疮，全都找会阳

主治 泄泻　便血　痔疮　阳痿

便血是一种常见的消化道疾病症状，如痔疮、肛裂、结肠息肉等均可引起便血，但也有可能是大肠等癌变的信号。如果发现大量便血，除须立即前往医院就诊，也可通过按压会阳穴，使便血症状暂时得到缓解。关于这个穴位的作用，《针灸甲乙经》云："（主）肠澼便血。"《铜人腧穴针灸图经》云："（主）久痔阳气虚乏。"《类经图翼》云："（主）腹中寒气。"

命名：会，会合、交会的意思；阳，阳气的意思；"会阳"的意思是膀胱经的经气在这处穴位与督脉阳气会合。这个穴位的物质是下髎穴传来的地部剩余经水，量很小，到达这个穴位后，吸热气化为天部之气，然后又与督脉外传的阳气会合，再循膀胱经散热下行，穴内气血的变化特点是天部的阳气相会，所以名"会阳"。"会阳穴"也名"利机"。利，便利的意思；机，机关、巧妙的意思。"利机"的意思是这处穴位向臀部输送阳气。这个穴位的物质为膀胱经与督脉的阳气会合而成，阳热之气不仅循着膀胱经传输，也向穴外臀部传输，臀部受此阳热之气后才能灵活自如，就像灵巧的活动机关一样，所以名"利机"。

部位：这个穴位在人体的骶部，尾骨端旁开0.5寸处。

主治：（1）按摩这个穴位具有散发水湿、补阳益气的作用；（2）经常按压这个穴位，对泄泻、便血、痔疮、阳痿、带下具有很好的疗效；（3）配承山穴治疗痔疮，配曲池穴、血海穴有祛风除湿、活血止痒的作用，能治疗阴部皮炎、瘙痒症状，配百会穴、长强穴有升阳固脱的作用，能治疗脱肛、痔疮等症状；（4）在现代中医临床中，人们发现，针刺会阳穴，配肾俞穴，使用泻法，能有效治疗慢性前列腺炎。

自我取穴按摩法

① 双手向后，手掌心朝向背部，中指伸直，其余手指弯曲，将中指的指腹放在尾骨端两旁；

② 用中指指腹按压所在之处，有酸痛感；

③ 用中指的指腹揉按穴位，左右两侧穴位每次各揉按1~3分钟。

取穴 按摩

▶ **精确取穴**

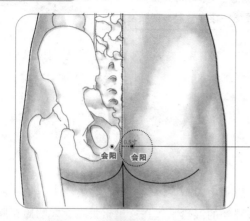

位于人体骶部，尾骨端旁开0.5寸处。

▶ **取穴技巧**

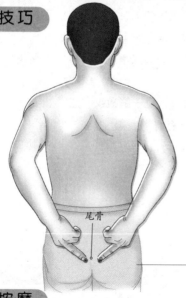

功用

散发水湿、补阳益气。

配伍治病

痔疮：会阳配承山。

正坐，双手向后，手心朝向背部，中指伸直，其余手指弯曲，将中指指腹置于尾骨端两旁，则中指指腹所在位置即是该穴。

▶ **自我按摩**

用中指指腹揉按穴位，每次左右各揉按1~3分钟。

程度	中指折叠法	时间(分钟)
适度		1~3

委中穴

WEI ZHONG XUE

腰痛背痛求委中

主治 腰腿无力　腰痛　腰连背痛　四肢发热

　　腰腿无力、腰酸背痛，几乎成了现代人的通病。平时，只要我们坚持按摩委中穴，就可收到强化腰腿力量、祛除腰酸背痛的效果。委中穴是中医针灸中的四大总穴之一，因此在古代的针灸歌诀中就有"腰背委中求"的句子。《幼科铁镜》云："惊时，若身往前扑，即将委中穴向下掐住，身便直。"《黄帝内经·灵枢·邪气藏府病形》云："膀胱病者，小腹偏肿而痛，以手按之，即欲小便而不得，肩上热，若脉陷，及足小趾外廉及胫踝后皆热，取委中。"

　　命名：委，堆积的意思；中，指穴内气血所在为天、人、地三部的中部。"委中"的意思是膀胱经的湿热水气在这里聚集。此穴物质是膀胱经膝下部各穴上行的水湿之气，吸热后的上行之气在委中呈聚集之状，因此称"委中"。"委中穴"也叫"腘中穴""郄中穴""血郄穴"。在五行中，此穴属土。因为此穴位物质为天部的湿热水气，在本穴为聚集之状，有土的不动之义，所以属土。

　　部位：属足膀胱经经脉的穴位，位于腘横纹中点。

　　主治：（1）按摩这个穴位具有通络止痛、利尿祛燥的作用；（2）坚持按摩此穴位，对腰背、腿部的各种疾病，如腰腿无力、腰痛、腰连背痛、腰痛不能转侧等，都有良好的疗效；（3）坚持按摩这个穴位，能有效治疗四肢发热、热病汗不出、小便难，以及中暑、急性胃肠炎、坐骨神经痛、小腿疲劳、颈部疼痛、下肢瘫痪、臀部疼痛、膝关节疼痛、腓肠肌痉挛等病症；（4）配大肠俞治疗腰痛，配长强、次髎、上巨虚、承山治疗便血。

自我取穴按摩法

① 端坐垂足，双手轻握大腿两侧，大拇指在上，其余四指在下；
② 示指放在膝盖里侧，即腿弯的中央部位，用示指按压所在之处，有酸痛感；
③ 用示指的指腹向内用力揉按，每次左右两侧穴位各揉按1～3分钟，也可以双侧同时揉按。

取穴 按摩

▶ 精确取穴

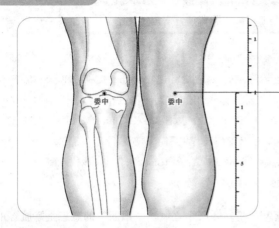

位于腘横纹中点，股二头肌腱与半腱肌肌腱的中间即是。

▶ 取穴技巧

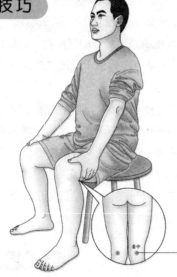

功用

通络止痛、利尿祛燥。

配伍治病

腰痛：委中配肾俞、阳陵泉、腰阳关、志室、太溪；
便血：委中配长强、次髎、上巨虚、承山。

端坐垂足，双手轻握大腿两侧，大拇指在上，其余四指在下，示指放于膝盖里侧，即腿弯的中央，则示指所在的位置即是该穴。

▶ 自我按摩

用示指指腹用力向内揉按，每次左右各（或双侧同时）揉按1~3分钟。

程度	示指压法	时间(分钟)
适度		1~3

承筋穴 小腿痉挛揉承筋

CHENG JIN XUE

主治 小腿痛　腓肠肌痉挛　腰背痛　痔疮

《针灸甲乙经》云："在腨肠中央陷者中。"《黄帝内经·素问·刺禁论》云："刺腨肠内陷为肿。"《黄帝内经·灵枢·本输》云："太阳之别也，上踝五寸，别入贯腨肠，出于委阳。"这里"腨肠"指的就是承筋穴。《黄帝内经·素问·刺腰痛论》王冰注云："在腘下同身寸之五寸，上承郄中之穴，下当申脉之位，是谓承筋穴，即腨中央如外陷者中也。"这是一个用途很广的穴位，可以治疗痔疮、腰背疼痛、小腿疼痛等。关于它的疗效，《针灸甲乙经》云："(主)痹寒转筋。"《铜人腧穴针灸图经》云："(主)腰背拘急，霍乱。"《针灸大成》云："(主)痔疮，胫痹不仁。"

命名：承，承受的意思；筋，肝所主之风。"承筋"的意思是膀胱经的上行阳气在此穴位化风而行。这个穴位的物质为膀胱经足下部各穴上行的阳热之气，至本穴后化为风行之状，所以名"承筋"。"承筋穴"也称"腨肠""直肠"，意思是说本穴的气血物质与大肠经的气血物质的特性相同。

部位：承筋穴位于小腿后面，当委中穴与承山穴的连线上，腓肠肌的肌腹中央，委中穴下5寸处。

主治：（1）按摩这个穴位具有舒筋活络、强健腰膝、清泻肠热的作用；（2）坚持按摩这个穴位，对小腿痛、腓肠肌痉挛、腰背疼痛、急性腰扭伤、痔疮、脱肛、便秘具有良好的疗效；（3）坚持按摩这个穴位，对腿痛转筋、腰背拘急有疗效，在现代中医临床中，常用来治疗下肢麻痹、坐骨神经疼痛等疾病；（4）配委中穴治疗下肢挛痛，配阳陵泉、足三里有健脾舒筋、活血通络的作用，能治疗下肢痿痹。

自我取穴按摩法

① 正坐垂足，一只手的五指并拢，把拇指放在同侧腿的膝盖后弯处；

② 手背贴小腿肚，小指所在的小腿正中央处，也就是小腿后部肌肉的最高点即是该穴位；

③ 用手轻轻握住小腿侧部，拇指在小腿后，四指在腿侧，用拇指的指腹按揉穴位；

④ 左右两穴位每次各按揉1~3分钟。

取穴 按摩

▶ 精确取穴

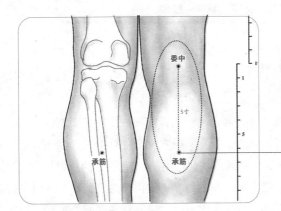

位于小腿后面，当委中穴与承山穴的连线上，腓肠肌肌腹中央，委中穴下5寸处。

▶ 取穴技巧

功用

舒筋活络、强健腰膝、清泻肠热。

配伍治病

下肢挛痛：承筋配委中。

正坐垂足，一手五指并拢，手背贴小腿肚，将拇指放于同侧腿的膝盖后弯处，则小指所在的小腿正中央处，小腿后部肌肉的最高点即是该穴。

▶ 自我按摩

用手轻握小腿侧部，拇指在小腿后，四指在腿侧，以拇指指腹按揉穴位，每次左右各揉揉1~3分钟。

程度	拇指压法	时间(分钟)
适度		1~3

FEI YANG XUE
飞扬穴 祛除头痛，神采飞扬

主治 风湿性关节炎 痔疮 癫痫 眩晕

对患腰疼的人来说，飞扬穴是一个很好的治疗穴位。关于这个穴位的作用，《千金方》云："飞扬、太乙、滑肉门，主癫狂吐舌。"《铜人腧穴针灸图经》云："主目眩逆气，鼽衄。"《医宗金鉴》云："主步履艰难。"

命名：飞，指穴内物质为天部之气；扬，指穴内物质扬而上行。"飞扬"的意思是膀胱经气血在此处吸热上行。飞扬穴又名"厥阳穴""厥阴穴""厥扬穴"。"厥阳"的意思是膀胱经气血在此处上扬；"厥阴"的意思是本穴上扬的气血物质为膀胱经的寒湿水气，而不是真正的阳热之气。这个穴位是膀胱经络穴。此穴位气血为吸热上行的水湿之气，它不仅在膀胱经上行，同时也向外扩散于与膀胱经相表里的少阴肾经，所以归为膀胱经络穴。

部位：在小腿后面，外踝后，昆仑直上7寸，承山穴外下方1寸处。

主治：（1）按摩此穴位具有清热安神、舒筋活络的作用；（2）坚持按压这个穴位，能治疗头痛、目眩、腰腿疼痛、痔疮等疾患；（3）按摩这个穴位对风湿性关节炎、癫痫也有很好的治疗作用；（4）配委中穴治疗腿痛；（5）长时间站立或者步行，会引起腿部肌肉疲劳，甚至还有可能出现腿部肿胀，此时，轻轻用力敲打刺激飞扬穴，能有效缓解症状；（6）上火、流鼻水、鼻塞时，以同样的方式，轻微用力敲打这个穴位，也能使症状得到缓解。

自我取穴按摩法

① 正坐垂足，膝盖稍微向内倾斜，一只手的示指和中指并拢，其余手指弯曲；

② 用示指和中指的指腹顺着跟腱外侧的骨头向上摸，在小腿肌肉的边缘即是该穴位；

③ 用同样的方法找到另一侧的穴位；

④ 分别用示指和中指的指腹揉按左右两侧穴位，每次各揉按1～3分钟。

取穴 按摩

▶ 精确取穴

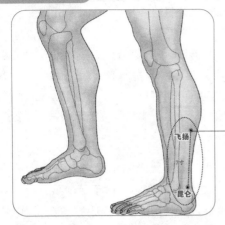

位于小腿后面，外踝后，昆仑穴直上7寸。

飞扬

7寸

昆仑

▶ 取穴技巧

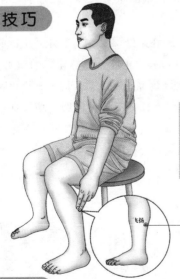

飞扬

功用

清热安神、舒筋活络。

配伍治病

腿痛：飞扬配委中。

正坐垂足，稍稍将膝盖向内倾斜，一手示、中两指并拢，其余手指弯曲，以示、中两指指腹顺着跟腱外侧的骨头向上摸，小腿肌肉的边缘即是该穴。

▶ 自我按摩

以示、中两指指腹揉按穴位，每次左右各揉按1~3分钟。

程度	二指压法	时间(分钟)
适度		1~3

KUN LUN XUE
昆仑穴 常按昆仑，清晨睡安稳

主治 后头痛 项强 腰骶疼痛 足踝肿痛

昆仑穴是足太阳膀胱经的穴位，能够舒筋化湿、强肾健腰。《医宗金鉴》云："足腿红肿昆仑主，兼治齿痛亦能安。"《针灸聚英》"肘后歌"云："脚膝经年痛不休，内外踝边用意求。穴号昆仑并吕细，应时消散实时瘳。"《医书入门》云："背曲杖行之人，针两足昆仑，能够投杖而走。"由此可见，这个穴位对腿足红肿、脚腕疼痛、脚踝疼痛，以及腰腿和背部、脊椎的疾患都具有良好的治疗效果。

命名：昆仑，广漠无垠的意思，指膀胱经的水湿之气在这里吸热上行。本穴物质是膀胱经经水的气化之气，性寒湿，由于足少阳、足阳明二经外散之热的作用，寒湿水气吸热后也上行并充斥于天之天部，穴中各个层次都有气血物质存在，就像广漠无垠的状态一样，所以名"昆仑"，也称"上昆仑穴"。

部位：属足膀胱经经脉的穴位，在足外踝后0.5寸，跟骨上的凹陷处。

主治：（1）按摩这个穴位具有消肿止痛、散热化气的作用；（2）这个穴位对腿足红肿、脚腕疼痛、脚踝疼痛、踝关节及周围软组织疾病等具有疗效；（3）坚持按摩这个穴位，对女性卵巢、男性睾丸功能具有调理和改善作用；（4）按摩这个穴位还能缓解头痛、项强、目眩、肩痛、腰背痛、坐骨神经痛、关节炎等症状；（5）此穴位对难产、胞衣（胎盘）不下、脚气、小儿搐搦等病症也有很好的疗效；（6）配风池穴治疗目眩。

自我取穴按摩法

① 正坐垂足，将要按摩的脚稍向斜后方移至身体一侧，脚跟抬起；
② 用同侧的手，四指在下，掌心朝上，扶住脚跟底部；
③ 大拇指弯曲，用指腹从上往下轻轻压按，会有非常疼痛的感觉；
④ 开始的时候不要用大力，每次左右两侧穴位各刮按1～3分钟，也可以两侧穴位同时刮按；
⑤ 孕妇忌用力刮按。

取穴　按摩

▶ 精确取穴

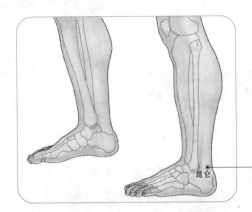

位于足部外踝后方，当外踝尖与跟腱之间的凹陷处。

昆仑

▶ 取穴技巧

功用
消肿止痛、散热化气。

配伍治病
目眩：昆仑配风池。

脚踝

正坐垂足，将要按摩的脚稍向斜后方移至身体侧边，脚跟抬起。用同侧手，四指在下，掌心朝上，扶住脚跟底部。大拇指弯曲，指腹置于外脚踝后的凹陷处，则大拇指所在位置即是该穴。

▶ 自我按摩

大拇指弯曲，用指腹由上向下轻轻压按，每次左右各（或双侧同时）刮按1~3分钟。

程度	拇指压法	时间(分钟)
轻		1~3

第8章

足少阴肾经经穴

　　肾为先天之本，足少阴肾经是与人体脏腑器官联系最多的一条经脉。它起于足底，止于胸前的俞府穴，主要循行于下肢的内侧和躯干的前面，沿前正中线的两侧分布。在《黄帝内经·灵枢·经脉》中有关于此经的病候记载："饥不欲食，面如漆柴，咳唾则有血，喝喝而喘，坐而欲起，目𥆧𥆧如无所见，心如悬若饥状，气不足则善恐，心惕惕如人将捕之……"本经主要治疗妇科、前阴、肾、肺、咽喉部位的病症，如月经不调、阴挺、遗精、小便不利、水肿、便秘、泄泻，以及经脉循行部位的病变。

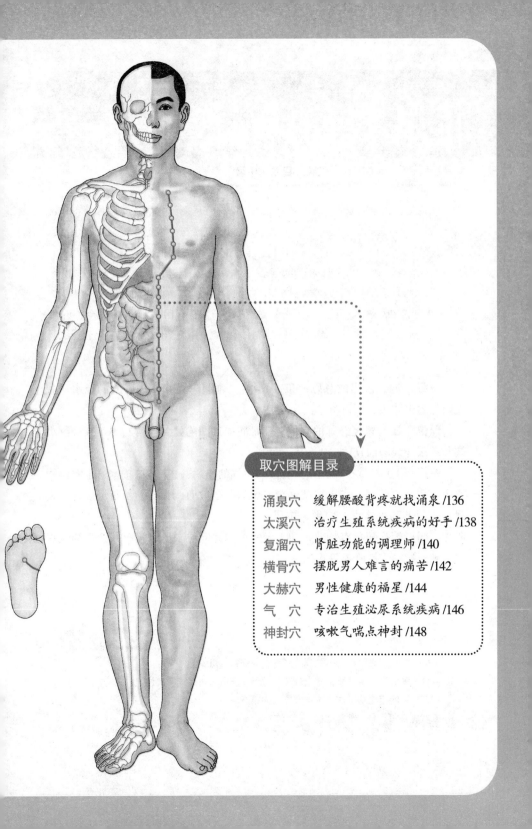

涌泉穴

YONG QUAN XUE

缓解腰酸背疼就找涌泉

主治 小便不利 气喘 目眩 中暑

涌泉穴是肾经的首要穴位。《黄帝内经》云："肾出于涌泉。涌泉者，足心也。"我国民间自古就有"寒从足入""温从足入"的说法。《韩氏医通》云："多病，善养者每夜令人擦足心（涌泉），至发热，甚有益。"苏东坡在《养生记》中也把"擦涌泉"视为养生之道。《寿亲养老新书》中指出："旦夕之间擦涌泉，使脚力强健，无痿弱酸痛之疾矣。"经常按摩涌泉穴，还能增强人体的免疫功能，提高抵抗传染病的能力。苏东坡讲过这样一个故事：扬州有一名武官在广州、广西地区做了十多年的官，从来没有染上过疟疾，而且始终面色红润，健步如飞，也从不吃药。问他有什么方法，他说自己每天天不亮就起床，然后坐着，两足相对按摩，直到出汗。

命名：涌，溢出的意思；泉，泉水。"涌泉"是指体内肾经的经水从此处穴位溢出体表，所以称"涌泉"。

部位：属足肾经经脉的穴位。在足底前部凹陷处，当第2、3跖趾缝纹头端和足跟连线的前1/3处。

主治：（1）经常按摩此穴具有散热生气的作用；（2）坚持按摩这个穴位能益肾、清热、开郁；（3）按摩这个穴位对咽喉肿痛、头痛、目眩、失音、失眠、小便不利、休克、中暑、中风、高血压、癫痫、女子不孕、月经不调、阴痒、阴挺等疾病具有特效；（4）经常按摩此穴位，还能缓解并治疗神经衰弱、糖尿病、慢性肾炎等疾病。

自我取穴按摩法

① 正坐，把一只脚跷在另一条腿的膝盖上，脚掌尽量朝上；
② 用另一侧的手轻握住脚，四指放在脚背，大拇指弯曲并放在穴位处；
③ 用大拇指的指腹从下往上推按穴位，有痛感；
④ 左右脚心每日早、晚各推按1～3分钟。

取穴 按摩

▶ 精确取穴

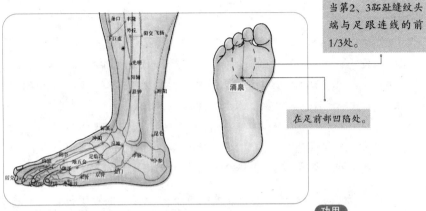

当第2、3跖趾缝纹头端与足跟连线的前1/3处。

涌泉

在足前部凹陷处。

功用

散热生气。

配伍治病

喉痹：涌泉配然谷；
热病挟脐急痛：涌泉配阴陵泉。

▶ 取穴技巧

正坐，翘一足于另一膝上，足掌朝上，用另一手轻握，四指置于足背，弯曲大拇指按压处即是该穴。

▶ 自我按摩

以大拇指指腹由下往上推按，每日早、晚左右足心各推按1～3分钟。

程度	拇指压法	时间(分钟)
重		1～3

太溪穴 治疗生殖系统疾病的好手

TAI XI XUE

主治 月经不调 肾炎 膀胱炎

此穴名出自《黄帝内经·灵枢·本输》，《针灸大成》中称为"吕细"。这是一个重要的穴位，具有"决生死，处百病"的作用。《会元针灸学》中说："太溪者，山之谷通于溪，溪通于川。肾藏志而喜静，出太深之溪，以养其大志，故名太溪。"《经穴解》中也说："穴名太溪者，肾为人身之水，自涌泉发源，尚未见动之形，溜于然谷，亦未见动之形，至此而有动脉可见，溪乃水流之处，有动脉则水之形见，故曰太溪。溪者，水之见也；太者，言其渊不测也。"《针灸甲乙经》中说这个穴位"在内踝后跟骨上动脉陷中"，即在足内侧内踝的后方，当内踝尖与跟腱之间的凹陷处。

命名：太，大的意思；溪，溪流的意思；"太溪"的意思是肾经水液在此形成较大的溪水。此穴内物质是然谷穴传来的冷降之水，到本穴后，冷降水形成了较为宽大的浅溪，因此名"太溪"，也称"大溪穴""吕细穴"。"吕细"是形容在此穴内流行的地部经水水面宽阔而流动缓慢。

部位：属足肾经经脉的穴位，在人体足内侧，内踝后方和足跟骨筋腱之间的凹陷处。

主治：（1）按摩这个穴位有清热生气的作用；（2）坚持按压此穴，能益肾、清热、健腰膝、调节内脏，并且对肾炎、膀胱炎、月经不调、遗尿、遗精、神经衰弱、腰痛、足底疼痛等病症具有一定的调节和缓解作用；（3）刮按这个穴位还能有效治疗女性子宫疾患；（4）经常按揉这个穴位，对咽喉肿痛、耳鸣、失眠、脱发、齿痛、气喘、胸闷、咯血、健忘等症状也具有很好的调理作用。

自我取穴按摩法

① 正坐垂足，抬起一只脚放在另一条腿的膝盖上；

② 用另一侧的手轻握脚，四指放在脚背上，大拇指弯曲，从上往下刮按，有胀痛感（注意不要用力过猛，尤其孕妇更要特别小心用力）；

③ 左右脚上的穴位每天早、晚各推按1～3分钟。

取穴 按摩

▶ 精确取穴

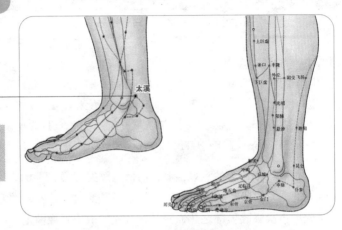

位于足内侧，内踝后方与脚跟骨筋腱之间的凹陷处。

▶ 取穴技巧

功用

清热生气。

配伍治病

热病烦心、足寒清：太溪配然谷；
肾胀：太溪配肾俞；
心痛如锥刺：太溪配支沟、然谷。

抬一足置于另一侧膝盖上。用另一手轻握，四指置放脚背，弯曲大拇指按压处即是该穴。

▶ 自我按摩

以大拇指指腹由上往下刮按该穴，每日早、晚左右各推按1～3分钟。

程度	拇指压法	时间(分钟)
轻	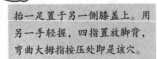	1～3

FU LIU XUE
复溜穴 · 肾脏功能的调理师

主治 睾丸炎　尿路感染　白带过多

腰部酸胀，隐隐作痛，既不能久坐，又不能久立，稍微活动就会感觉酸胀和疼痛加剧，此时只要按压复溜穴就能取得不错的缓解效果。复溜穴是滋阴补肾的重要穴位，能治疗多种病症。《针灸大成》云："主肠澼，腰脊内引痛，不得俯仰起坐。"《医宗金鉴》云："主治血淋，气滞腰痛。"《玉龙歌诀》云："无汗伤寒泻复溜，汗多宜将合谷收；若然六脉皆微细，金针一补脉还浮。"

命名：复，再的意思；溜，悄悄地散失；"复溜"的意思是肾经的水湿之气在此穴再次吸热蒸发上行。本穴物质是照海穴传输来的寒湿水气，上行至本穴后再次吸收天部之热而蒸升，气血的散失就像溜走了一样，所以名"复溜"，也称"伏白穴""昌阳穴"。"伏白"的意思是此穴吸热溜散的水气隐伏着肺金之气的凉湿之性；"昌阳"的意思是从照海穴传来的寒湿之气在此穴吸热后变为天部阳气，肾经阳气在此变得繁荣昌盛。

部位：属足肾经经脉的穴位，在人体的小腿里侧，脚踝内侧中央上二指宽处，胫骨和跟腱之间。

主治：（1）按摩这个穴位具有补肾益气的作用；（2）按摩这个穴位对泄泻、肠鸣、水肿、腹胀、腿肿、足痿、盗汗、身热无汗、腰脊强痛等症状具有缓解、改善的作用；（3）坚持按压这个穴位，能有效改善肾炎、神经衰弱、记忆力减退、手脚冰冷、手脚浮肿等症状；（4）本穴位对男性睾丸炎、女性子宫功能性出血、尿路感染、白带过多等症状也具有改善作用；（5）配后溪穴、阴郄穴治疗盗汗不止，配中极穴、阴谷穴治疗癃闭。

自我取穴按摩法

① 正坐垂足，将一只脚抬起，放在另一侧的膝盖上，跷起；
② 以另一侧的手轻握脚，四指放在脚背，大拇指的指腹从下往上推揉穴位，有酸痛感；
③ 左右两脚上的穴位每天早、晚各推揉1～3分钟。

取穴　按摩

▶ **精确取穴**

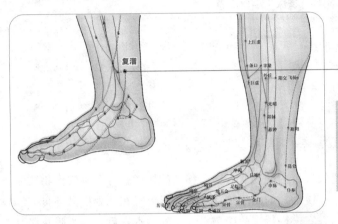

位于小腿里侧，脚踝内侧中央上二指宽处，胫骨与跟腱间（或太溪穴直上2寸，跟腱的前方）。

功用

补肾益气。

配伍治病

盗汗不止：复溜配后溪、阴郄；
癃闭：复溜配中极和阴谷。

▶ **取穴技巧**

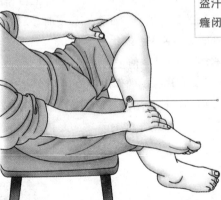

垂足，将一足抬起，翘放另一侧膝盖上。再以另一只手轻握，四指放脚背，大拇指指腹所压之处即是该穴。

▶ **自我按摩**

用大拇指指腹由下往上推按该穴，每日早、晚左右各推按1～3分钟。

程度	拇指压法	时间(分钟)
轻		1～3

横骨穴

HENG GU XUE

摆脱男人难言的痛苦

主治 遗精 阳痿 遗尿 小便不通

横骨穴，《中诰孔穴图经》中称"腰俞穴""髓空"。《黄帝内经·素问·水热穴论》张志聪注云："髓空，即横骨穴。"王冰云："按，今《中诰孔穴图经》云，腰俞穴一名髓空，在脊中第二十一椎节下，主汗不出，足清不仁，督脉气所发也。"张志聪云："髓空，即横骨穴，所谓股际骨空，属足少阴肾经。"《针灸甲乙经》云："横骨，一名下极，在大赫下一寸，冲脉、足少阴之会，刺入一寸，灸五壮。"由此可见，我国古代医家们都将此穴视为肾经主穴之一。经常按摩这个穴位，能够治疗遗精、阳痿等疾病。

命名：横，指此处穴位内的物质为横向移动的风气；骨，指穴内物质富含骨所主的水液；"横骨"的意思是肾经的水湿云气在此处横向外传。本处穴位物质是从阴谷穴横行传来的冷湿水气，到达本穴后，因为吸热胀散，并横向传于穴外，外传的风气中富含水湿，所以名"横骨"，也名"下极""屈骨""屈骨端""曲骨端"。"下极"的意思是此处穴位物质是阴谷穴传来的寒湿水气，因其寒湿滞重要靠不断吸热才能上行，而本穴是肾经下部经脉气血上行所能达到的最高点。"屈骨"和"曲骨"的意思都是肾经气血由于此处穴位的向外散失而处于亏缺状态。

部位：在下腹部，当脐中下5寸，前正中线旁开0.5寸处。

主治：（1）此穴位具有清热除燥的作用；（2）经常按摩这个穴位，可以治疗阴部疼痛、小腹疼痛、遗精、阳痿、遗尿、小便不通、疝气等疾病；（3）配中极穴、三阴交穴治疗癃闭，配关元穴、大赫穴治疗阳痿、遗精、崩漏、月经不调等疾病。

自我取穴按摩法

① 把一只手掌放在腹部，掌心朝内，拇指刚好位于肚脐上，再以小指头为起点，向下一个拇指的位置就是这个穴位；

② 用双手的四指头轻轻按揉这个穴位；

③ 每天早、晚各按揉1次，每次1～3分钟。

取穴 按摩

▶ 精确取穴

位于人体的下腹部，当脐中下5寸，前正中线旁开0.5寸。

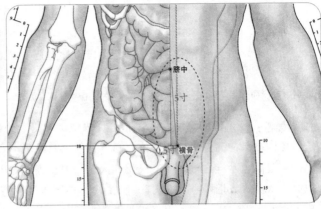

▶ 取穴技巧

站立，将一手掌放于腹部，掌心朝内，拇指刚好位于肚脐，再以小指头为起点向下一个拇指的位置即是该穴。

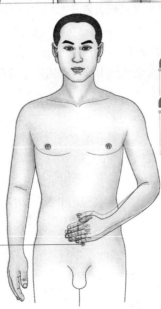

功用

清热除燥。

配伍治病

癃闭：横骨配中极和三阴交；
阳痿：横骨配关元和大赫。

▶ 自我按摩

用双手的四指头轻压揉摸该穴，每日早、晚左右各按1～3分钟。

程度	四指压法	时间(分钟)
轻		1～3

DA HE XUE
大赫穴　男性健康的福星

主治 阳痿　早泄　膀胱炎

此穴位名出自《针灸甲乙经》。《针灸大成》中说,这个穴位在"脐下四寸,旁开一寸"处。在中医临床上,治疗妇科疾病和一些男性疾病时,这是一处关键的穴位。该穴与膀胱俞、太冲等穴位配合,对男性前列腺炎具有神奇的疗效。这个穴位还能调理并改善各种妇科病症。平时多按揉这个穴位,对人体有良好的保健作用。

命名:大,盛的意思;赫,指红如火烧,显得十分耀眼;"大赫"的意思是体内冲脉的高温高压水湿之气从本穴而出肾经。本穴物质是体内冲脉外出的高温高压水湿之气,因其高温如火烧一般显耀,高压之气强劲盛大,所以名"大赫",也称"阴维穴""阴关穴"。"阴维"的意思是本穴物质为冲脉外传的高温高压水气,以及横骨穴传来的寒湿水气,在冲脉强劲之气的带动下,横骨穴传来的寒湿水气由此输布胸腹各部,有维护胸腹阴液的作用。"阴关"的意思是冲脉外输的强劲热能只能带动本穴天部的水湿之气上行,而对穴内流行的地部经水无此作用,所以阴性水液只能循肾经下行。

部位:大赫穴位于人体下腹部,从肚脐到耻骨上方画一条线,将此线5等分,从肚脐往下4/5点的左右各一指宽处,就是这个穴位。

主治:(1)按摩这个穴位具有散热生气的作用;(2)经常按摩这个穴位能治疗阳痿、早泄、膀胱疾病等;(3)坚持按摩这个穴位,对子宫脱垂、遗精、带下、月经不调、痛经、不孕、泄泻、痢疾等具有良好的治疗效果;(4)配阴交穴、肾俞穴、带脉穴、大敦穴、中极穴治疗阳痿、遗精、带下,配命门穴、志室穴、中极穴治疗男科疾病、不育症等。

自我取穴按摩法

① 仰卧,将一只手掌放在腹部,掌心朝内,拇指刚好位于肚脐,无名指所在位置就是这个穴位;

② 用双手的四指头轻轻压揉这个穴位,每天早、晚各1次,每次压揉3~5分钟。

取穴 按摩

▶ 精确取穴

从肚脐到耻骨上方画一条线，将此线5等分，从肚脐往下4/5点的左右各一指宽处，即为此穴。

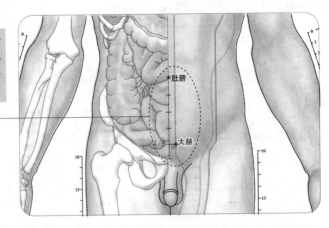

功用

散热生气。

配伍治病

阳痿、遗精、带下：大赫配阴交、肾俞、带脉、大敦和中极；男科病、不育症：大赫配命门、肾俞、志室、中极和关元。

▶ 取穴技巧

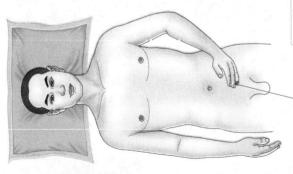

平躺，将一手掌放于腹部，掌心朝内，拇指刚好位于肚脐，无名指所处的位置即是该穴。

▶ 自我按摩

用双手的四指头轻压揉摸该穴，每日早、晚各按3~5分钟。

程度	四指压法	时间(分钟)
轻		3~5

QI XUE
气　穴

专治生殖泌尿系统疾病

主治　月经不调　白带　小便不通

此穴位名出自《针灸甲乙经》，因为该穴位与人体的脏腑经络之气相通，所以称"气穴"。《黄帝内经·素问·气穴论》中说："气穴之处，游针之居。"有关这个穴位的位置，古典医书中的说法颇多，《针灸甲乙经》中说它在"脐下 2.5 寸，前正中线旁开 0.5 寸"；《针灸资生经》说它在"脐下 3 寸，旁开 1.5 寸"。这是一个很有用处的穴位，经常按摩这个穴位，主治各种女性妇科疾病。

命名："气穴"指穴内物质为气态物。因为本穴物质是从大赫穴传来的高温高压水气，到达本穴后，强劲的高温高压水气开始势弱缓行，并扩散为温热之性的气态物，因此名"气穴"，也称"胞门穴""子户穴"。"胞门"的意思是此处穴位出入的门户，即胞宫的外输气血由此外出冲脉。本穴物质为天部温热之气，它来源于胞宫，在本穴开始向冲脉以外传输，是冲脉气血外出的主要门户，所以称"胞门"。因为本穴物质既有肾经气血，又有冲脉气血，所以为冲脉足少阴之会。

部位：这个穴位在人体的下腹部，关元穴左右一指宽处。

主治：（1）按摩此穴位具有补益冲任的作用；（2）坚持按摩此穴位，能有效治疗月经不调、白带、小便不通、泄泻、痢疾、腰脊痛、阳痿、腰部疼痛、冷感症等疾患；（3）配天枢穴、大肠俞穴治疗消化不良，配中极穴、阴陵泉穴、膀胱俞穴治疗五淋、小便不利，配气海穴、三阴交穴、肾俞穴、血海穴治疗月经不调、血带、宫冷不孕、先兆流产、阳痿、不育症。

自我取穴按摩法

① 一手掌四指并拢，拇指收起，放在腹部，掌心朝内，示指刚好位于肚脐处，小指所在的位置就是这个穴位；

② 用双手的四指头轻轻压揉这个穴位，每天早、晚各1次，每次压揉1～3分钟。

取穴　按摩

▶ 精确取穴

在下腹部，当脐中下3寸，前正中线旁开0.5寸。

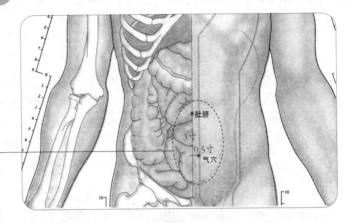

功用

补益冲任。

配伍治病

消化不良：气穴配天枢和大肠俞；
五淋、小便不利：气穴配中极、阴陵泉和膀胱俞。

▶ 取穴技巧

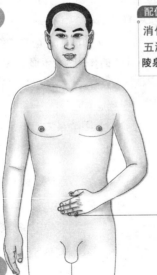

站立，将一手掌四指并拢，拇指收起，放于腹部，掌心朝内，示指刚好位于肚脐，小指所处的位置即是该穴。

▶ 自我按摩

用双手的四指头轻压揉摸该穴，每日早、晚左右各按1~3分钟。

程度	四指压法	时间(分钟)
轻		1~3

SHEN FENG XUE

神封穴 咳嗽气喘点神封

主治 咳嗽 气喘 胸胁支满 呕吐 不嗜食

神封穴名称出自《针灸甲乙经》，这个穴位具有很好的止咳效果。很多人认为咳嗽是小毛病，不足为虑，所以并不在意。殊不知，正是这种不起眼的小毛病可能诱发隐藏在人体中的大病。我们都知道，空气中有很多灰尘、细菌、病毒，我们在咳嗽的时候，非常容易将空气中的尘埃、细菌、病毒吸入肺部，从而引发肺部炎症，或者导致其他疾患。咳嗽时，我们可以按压神封穴。除了止咳，神封穴还具有缓解和治疗气喘的作用。例如，跑步跑得气喘吁吁后，或者因为搬重物气喘，或者因为身体疾病引发的气喘，只要按压这个穴位，就能使情况好转。

命名：神，与鬼相对，指穴内物质为天部之气；封，封堵的意思；"神封"的意思是肾经吸热上行的经气在这里散热冷缩。本穴物质为步廊穴传来的水湿风气，到达本穴后，水湿风气势弱缓行，并散热冷缩，大部分冷缩之气不能循经上行，就像被封堵了一样，所以名"神封"。

部位：这个穴位在人体的胸部，第4肋间隙，前正中线旁开2寸处。

主治：（1）这个穴位具有降浊升清的作用；（2）坚持按压这个穴位，对咳嗽、气喘、胸胁支满、呕吐、不嗜饮食、乳痈等疾患具有良好的治疗效果；（3）配阳陵泉穴、支沟穴治疗胸胁胀痛，配肺俞穴、太渊穴有宣肺理气、止咳平喘的作用，能治疗咳嗽，配肝俞穴、阳陵泉穴有疏肝利胆、镇静止痛的作用，能治疗胸胁疼痛。

自我取穴按摩法

① 将两只手的四指并拢，手掌心朝内，分别放在胸部边沿位置，此时中指所在的部位就是神封穴；

② 两只手的四指并拢，轻轻按揉两侧胸部边缘的神封穴，一按一放，持续1~3分钟。

取穴 按摩

▶ **精确取穴**

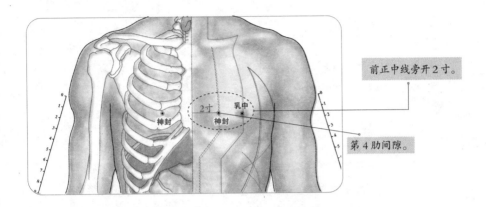

前正中线旁开2寸。

第4肋间隙。

▶ **取穴技巧**

功用
降浊升清。

配伍治病
胸胁胀痛：神封配阳陵泉和支沟。

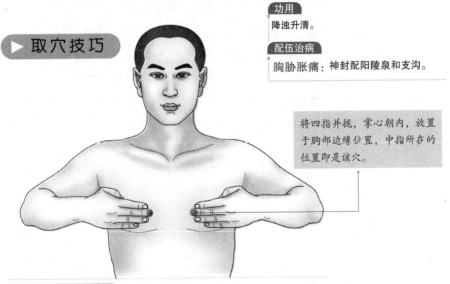

将四指并拢，掌心朝内，放置于胸部边缘位置，中指所在的位置即是该穴。

▶ **自我按摩**

双手四指并拢，轻按胸部边缘的神封穴，一按一放，持续1~3分钟。

程度	四指压法	时间(分钟)
轻		1~3

第 9 章

手厥阴心包经经穴

　　手厥阴心包经是心脏的保护神，能够代心受过，替心承受侵袭，它起始于胸腔，浅出属于心包，通过膈肌，经胸部、上腹和下腹，散络上、中、下三焦。在《黄帝内经·灵枢·经脉》中有关于此经的病候记载："手心热，臂肘挛急，腋肿，甚则胸胁支满，心中憺憺大动，面赤，目黄，喜笑不休。"此经穴主治胸部、心血管系统、精神神经系统和本经经脉所经过部位的病症，例如心痛、心悸、心胸烦闷、癫狂、呕吐、热病、疮病及肘臂挛痛等。

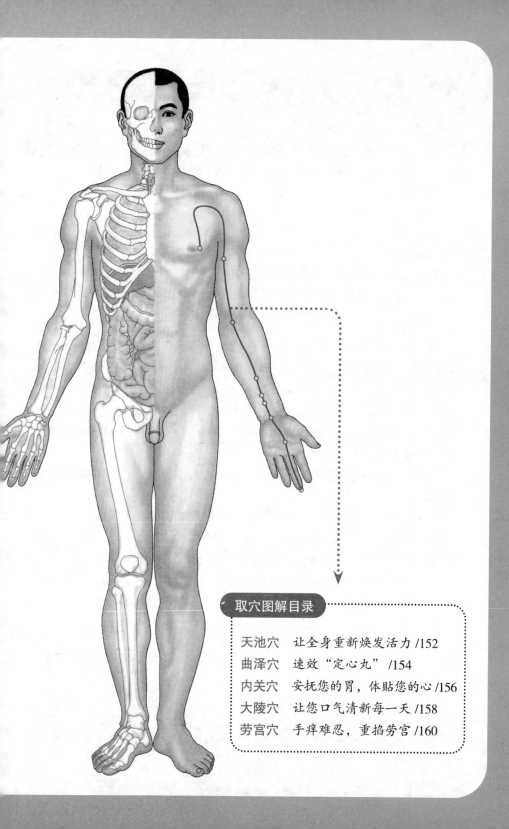

天池穴 让全身重新焕发活力

TIAN CHI XUE

主治 胸膈烦满　头痛　四肢不举　腋下肿

如果你发现自己很容易疲乏、倦怠，应提防心脏问题。当心脏泵血能力下降时，流向肌肉的血液不足以满足需要，此时患者就会感到疲乏、倦怠。这些症状往往难以捉摸，很难引起患者的重视。有的人经常感到身体不舒服，四肢无力，头痛，吸气时好像胸中有杂音。还有的人腋窝下出现肿块。遇到这些情况，不妨按压天池穴，情况或许能够得到好转。天池穴是心包经上的重要穴位，《铜人腧穴针灸图经》记载，此处穴位能够治疗"胸膈烦满，头痛，四肢不举，腋下肿，上气，胸中有声，喉中鸣"等疾患。

命名：天，天部的意思；池，储液之池。"天池"的意思是心包外输的高温水气在此处穴位冷凝为地部经水。这个穴位在乳头外侧，乳头为人体体表的高地势处，这个穴位也位于高地势处，即天部。穴内物质又是心包经募穴膻中穴传来的高温水气，到达本穴后散热冷降为地部经水。本穴气血既处高位又为经水，所以名"天池"，也称"天会穴"。"天会"的意思是心包经外输的高温水气在此会合。

部位：属手心包经经脉的穴位，在人体胸部，腋下3寸，乳中穴外侧1寸处。

主治：（1）坚持按压这个穴位，对心脏外膜炎、腋腺炎、乳腺炎、肋间神经痛、目视不明、咳嗽、热病汗不出等病症有很好的调理作用；（2）按摩该穴位还能有效缓解胸闷、心烦、气喘、胸痛、腋下肿痛、疟疾等症状；（3）配列缺穴、丰隆穴治疗咳嗽，配内关穴治疗心痛，配支沟穴治疗肋痛。

自我取穴按摩法

① 正坐或仰卧；

② 举起双手，掌心朝向自己的胸前，四指相对，用大拇指的指腹向下垂直按压乳头外侧1寸的穴位处，有酸痛感；

③ 每天早、晚左右两穴位各按压1次，每次1~3分钟，或者两侧穴位同时按压。

取穴·按摩

▶ 精确取穴

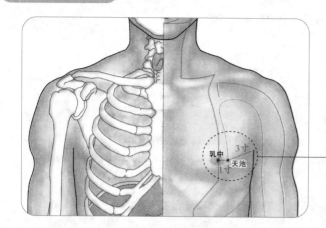

在腋下3寸，乳中穴外侧1寸处。

乳中　3寸　天池　1寸

▶ 取穴技巧

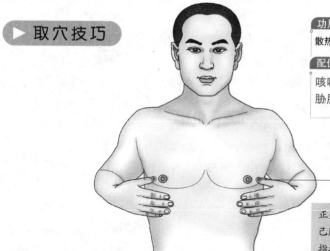

功用

散热降浊。

配伍治病

咳嗽：天池配列缺和丰隆；
胁肋痛：天池配支沟。

正坐，举双手，掌心朝向自己胸前，四指相对，用大拇指指腹向下垂直按压乳头外侧1寸处即是该穴位。

▶ 自我按摩

用大拇指指腹向下垂直按压乳头外1寸穴位处，有酸痛的感觉。每天早、晚左右各（或双侧同时）按压1次，每次1～3分钟。

程度	拇指压法	时间(分钟)
重		1～3

曲泽穴 速效"定心丸"

QU ZE XUE

主治 心痛 善惊 心神昏乱 心悸

《针灸甲乙经》云："心痛卒咳逆，曲泽主之，出血则已。"《千金方》云："曲泽、大陵，主心下澹澹，喜惊。"《铜人腧穴针灸图经》云："治心痛，善惊，身热，烦渴口干，逆气呕血，风疹，臂肘手腕善动摇。"这些说的都是曲泽穴的功用。曲，指肝；泽，表示滋润、润泽。为什么"曲"指肝呢？《尚书·洪范》云："木曰曲直。"因为在五行之中肝属木，而曲直就是曲中有直、刚柔相济的意思。肝木的正常属性是"坚中有韧"，就像肝所主的"筋"。所以，这个穴位具有护肝的功效，对于痉挛性肌肉收缩、手足抽搐、心胸烦热、头昏脑涨等病状也非常有效。曲泽穴还能治疗呕吐。《黄帝内经·灵枢·顺气一日分为四时第四十四》云："病在胃及以饮食不节得病者，取之于合。"其中的合，即为曲泽穴，因为曲泽穴为心包经之合穴。此外，取曲泽穴刺络放血还具有开窍祛邪、活血化瘀、疏经通络的作用。

命名：曲，隐秘的意思；泽，沼泽的意思；"曲泽"的意思是心包经气血在此汇合。这个穴位是心包经的穴位，虽然心包经上、下二部经脉的经气在这里汇合并散热冷降，表现出水的润下特征，但是从天泉穴下传本穴位的经水仍然大量气化，这个穴位就像热带沼泽一样生发气血，所以名"曲泽"。本穴物质一为天泉穴下传的地部经水和天部的冷湿水气，二为心包经肘以下各穴上行而至的水湿之气，上、下二部经脉的气血在本穴为汇合之状，故为心包经之合穴。

部位：属手心包经经脉的穴位，在人体的肘横纹中，当肱二头肌腱的尺侧缘。

主治：（1）按摩此穴位对心痛、善惊、身热、烦渴口干、风疹、肘臂手腕处不自主的抖动具有一定疗效；（2）按摩此穴位可以清烦热，对心神昏乱、心悸、心肌炎、中暑等症状均有疗效；（3）坚持按摩能治疗胃痛、呕吐、泄泻（急性肠胃炎）等疾病。

自我取穴按摩法

① 正坐伸肘，掌心向上，微曲约45°；
② 用另一只手轻轻握住肘尖，四指在外，大拇指弯曲，用指尖垂直按压穴位，有酸、胀、痛感；
③ 每天早、晚左右穴位各按压1次，每次按压1~3分钟。

取穴 按摩

▶ 精确取穴

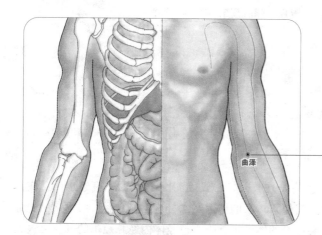

曲泽

位于肘横纹中，当肱二头肌腱的尺侧缘。

▶ 取穴技巧

功用

散热降浊。

配伍治病

呕血：曲泽配神门和鱼际；
心胸痛：曲泽配内关和大陵。

正坐伸肘，掌心向上，微曲约45°，以另一只手轻握肘尖，四指在外，弯曲大拇指，用指尖垂直按压穴位即是。

▶ 自我按摩

用大拇指指尖垂直按压穴位，有酸、胀、痛的感觉。每天早、晚左右穴位各按压1次，每次1~3分钟。

程度	拇指压法	时间(分钟)
重		1~3

内关穴 安抚您的胃，体贴您的心

NEI GUAN XUE

主治 心脏衰弱 胃痛 膈肌痉挛

《针灸甲乙经》云："心澹澹而善惊恐，心悲，内关主之……心惕惕不能动，失智，内关主之。"《针灸大成》云："主手中风热，失志，心痛，目赤，支满肘挛。实则心暴痛，泻之；虚则头强，补之。"内关穴也是心包经上的重要穴位之一。这个穴位对饮食不洁、饮酒过度、呕吐不止或欲吐不能等原因引起的身体不适具有良好的疗效。所以，在中医古籍中有"吐，可不吐；不吐，可吐……内关主之"的记载。经常按摩内关穴，还可以防治心脑血管和消化系统方面的疾患。

命名：内，内部；关，关卡；"内关"是指心包经的体表经水由此穴位注入体内。本穴物质是间使穴传来的地部经水，流至本穴后，由本穴的地部孔隙从地之表部注入心包经的体内经脉，心包经体内经脉经水的气化之气无法从本穴的地部孔隙排出体表，如同被关卡阻挡住了一样，所以名"内关"，也称"阴维穴"。

部位：属手心包经经脉的穴位，在人体的前臂掌侧，从近手腕横皱纹的中央往肘端大约三指宽的中央部位。

主治：（1）这个穴位对妊娠呕吐、晕车、手臂疼痛、头痛、眼睛充血、恶心欲吐、胸肋痛、上腹痛、腹泻、痛经等症状具有明显的缓解作用；（2）坚持按压这个穴位，对心绞痛、精神异常、风湿疼痛、胃痛、中风、哮喘、偏瘫、偏头痛、产后血晕、忧郁症具有明显的改善和调理作用；（3）长期按压这个穴位，还能治疗失眠、心悸等；（4）配公孙穴治疗腹痛，配膈俞穴治疗胸满支饮，配膈脘穴、足三里穴治疗胃脘痛、呕吐、呃逆，配外关穴治疗上肢不遂，配建里穴除胸闷，配三阴交穴和素髎穴治疗痛经，配外关穴治疗落枕。

自我取穴按摩法

① 正坐，手平伸，掌心向上；

② 轻轻握拳，手腕处隐约可见两条筋；

③ 另一只手轻轻握住手腕，大拇指弯曲，用指尖或指甲尖垂直掐按穴位，有酸、胀和微痛感；

④ 先左后右，每天早、晚两侧穴位各掐按1~3分钟。

取穴　按摩

▶ 精确取穴

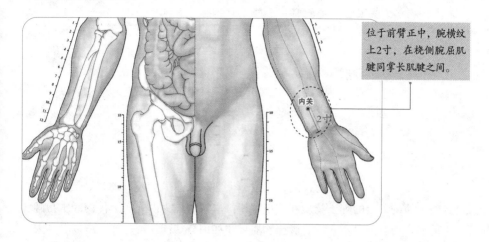

位于前臂正中，腕横纹上2寸，在桡侧腕屈肌腱同掌长肌腱之间。

内关

2寸

▶ 取穴技巧

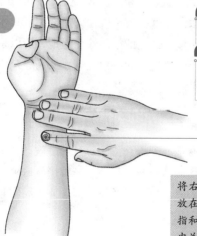

功用

疏导水湿。

配伍治病

痛经：内关配三阴交和素髎；
落枕：内关配外关。

将右手三个手指头并拢，无名指放在左手腕横纹上，这时右手示指和左手手腕交叉点的中点就是内关穴。

▶ 自我按摩

用拇指指尖或指甲尖垂直掐按穴位，有酸、胀、微痛的感觉。每天早、晚左右穴各掐按1～3分钟，先左后右。

程度	掐按法	时间(分钟)
轻		1～3

大陵穴

DA LING XUE

让您口气清新每一天

主治　失眠症　心胸痛　心悸　精神病

《针灸甲乙经》云："热病烦心而汗不止，肘挛腋肿，嘻笑不止，心中痛，目赤黄，小便如血，欲呕，胸中热，苦不乐，太息，喉痹嗌干，喘逆，身热如火，头痛如破，短气胸痛，大陵主之。"《铜人腧穴针灸图经》云："治热病汗不出，臂挛腋肿，嘻笑不休，心悬善饥，喜悲泣，惊恐。"《玉龙歌诀》云："心胸有病大陵泻，气攻胸腹一般针。"从这些记述中，我们可以知道这个穴位的重要作用。每天坚持按压这个穴位还可治疗口臭，使口臭的症状得到改善。

命名：大，与小相对；陵，丘陵、土堆的意思；"大陵"的意思是随心包经经水冲刷下行的脾土物质在这里堆积。本穴物质为内关穴下传的经水与脾土的混合物，到达本穴后，脾土物质堆积如山，如同丘陵一样，所以名"大陵"，也名"心主穴""鬼心穴"。"心主"的意思是穴内气血以气为主。"鬼心"的意思是脾土中的水湿在这个穴位气化为天部之气。本穴向外输出的是脾土中的气化之气，为心包经经气的重要输出之地，所以是心包经腧穴。此外，本穴脾土中生发的干热之气性同心包经气血，为心包经气血的重要输出之源，所以也是心包经原穴。在五行中，这个穴位属土。

部位：属手心包经经脉的穴位，在人体腕横纹的中点处，掌长肌腱与桡侧腕屈肌腱之间。

主治：（1）本穴具有清心降火、清除口臭的特效；（2）经常按摩此穴能治疗失眠、心胸痛、心悸、精神病等；（3）坚持按压这个穴位，对呕吐、胃痛、胃炎、扁桃体炎、头痛、肋间神经痛、腕关节及周围软组织疾患等具有很好的调理作用。

自我取穴按摩法

① 正坐，手平伸，手掌心向上；
② 轻轻握拳，用另一只手握住手腕处，四指在外，大拇指弯曲，用指尖或者指甲尖垂直掐按穴位，有刺痛感；
③ 先左后右，每天早、晚两侧穴位各掐按1次，每次掐按1~3分钟。

取穴 按摩

▶ 精确取穴

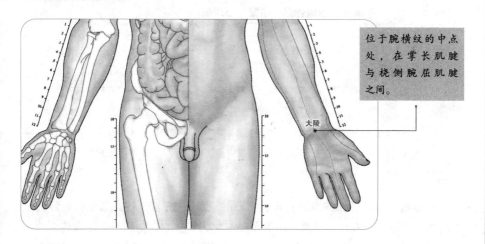

大陵

位于腕横纹的中点处，在掌长肌腱与桡侧腕屈肌腱之间。

▶ 取穴技巧

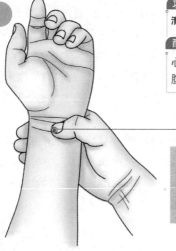

功用

清心降火。

配伍治病

心绞痛、失眠：**大陵配劳宫**；
腹痛、便秘：**大陵配外关和支沟**。

正坐，手平伸，掌心向上，轻握拳，用另一只手握手腕处，四指在外，弯曲大拇指，以指尖（或指甲尖）垂直掐按穴位。

▶ 自我按摩

用拇指指尖（或指甲尖）垂直掐按穴位，有刺痛的感觉。每天早、晚左右穴位各掐按1次，每次1~3分钟，先左后右。

程度	掐按法	时间(分钟)
轻		1~3

劳宫穴 手痒难忍，重掐劳宫

LAO GONG XUE

主治 手掌痒　中风昏迷　中暑　心绞痛

《针灸甲乙经》云："风热善怒，心中喜悲，思慕嘘唏，善笑不休，劳宫主之……衄不止，呕吐血，气逆，噫不止，嗌中痛，食不下，善渴，舌中烂，掌中热，欲呕，劳宫主之……口中肿，腥臭，劳宫主之。"《太平圣惠方》云："小儿口有疮蚀龈烂，臭秽气冲人，灸劳宫二穴，各一壮。"《医宗金鉴》云："主治痰火胸痛，小儿疮及鹅掌风等症。"这些记述说的都是劳宫穴的作用。患鹅掌风的人，手掌和手背往往奇痒无比，而且越抓越痒，只要用力按压劳宫穴，就能快速止痒。此外，经常点压劳宫穴还能控制人体血压，使血压逐渐恢复正常。

命名：劳，劳作的意思；宫，宫殿的意思；"劳宫"的意思是心包经的高热之气在此处穴位带动脾土中的水湿气化为气。本穴物质为中冲穴传来的高温干燥之气，行至本穴后，高温之气传热于脾土，使脾土中的水湿随之气化，穴内的地部脾土未受其气血之生，反而付出其湿，如人的劳作付出一样，所以名"劳宫"，也称"五里穴""鬼路穴""掌中穴"。"五里"的意思是穴内气血的覆盖范围如同五里一样广阔。"鬼路"的意思是穴内气血来自地部。"掌中"的意思一是本穴位于手掌，二是穴内气血来自掌中。

部位：属手心包经经脉的穴位，在人体的手掌心，即握拳屈指时，中指尖所在的部位。

主治：（1）这个穴位能治疗各种瘙痒症状，尤其是手掌痒，比如鹅掌风；（2）坚持按压这个穴位，对中风昏迷、中暑、心绞痛、呕吐、口疮、口臭、癔症、精神病、手掌多汗症、手指麻木等具有很好的调理效果。

自我取穴按摩法

① 正坐，手平伸，微曲约45°，手掌心向上；
② 轻轻握掌，中指尖所指掌心部位即是该穴；
③ 用另一只手轻握，四指放在手背，大拇指弯曲，用指甲尖垂直掐按穴位，有刺痛感；
④ 先左后右，每天早、晚两手穴位各掐按1次，每次1～3分钟。

取穴 按摩

▶ 精确取穴

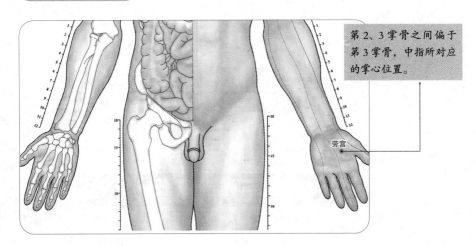

第2、3掌骨之间偏于第3掌骨，中指所对应的掌心位置。

劳宫

▶ 取穴技巧

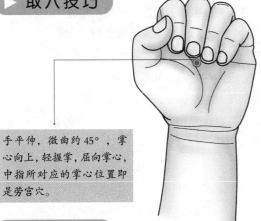

手平伸，微曲约45°，掌心向上，轻握掌，屈向掌心，中指所对应的掌心位置即是劳宫穴。

功用

镇静安神、清热解毒。

配伍治病

中暑昏迷：劳宫配水沟、十宣、曲泽和委中；

口疮、口臭：劳宫配金津、玉液和内庭。

▶ 自我按摩

正坐，手平伸，掌心向上。以另一只手轻握，四指置手背，弯曲大拇指，用指甲尖垂直掐按。每天早、晚左右两穴各掐按1次，每次1~3分钟，先左后右。

程度	掐按法	时间(分钟)
轻		1~3

第 ⑩ 章

手少阳三焦经经穴

　　手少阳三焦经又称为"耳脉"，是耳朵的忠实守护者。它分布于人体体侧，就像一扇门的门轴，起始于无名指末端的关冲穴，上行小指与无名指之间，沿手背出于前臂伸侧两骨之间，向上通过肘尖，沿上臂外侧向上通过肩部，进入缺盆穴，分布于膻中。本经穴位主治"气"方面所发生的病症，如自汗出，眼睛外眦痛，面颊肿，耳后、肩部、上臂、肘弯、前臂外侧疼痛，无名指不利。

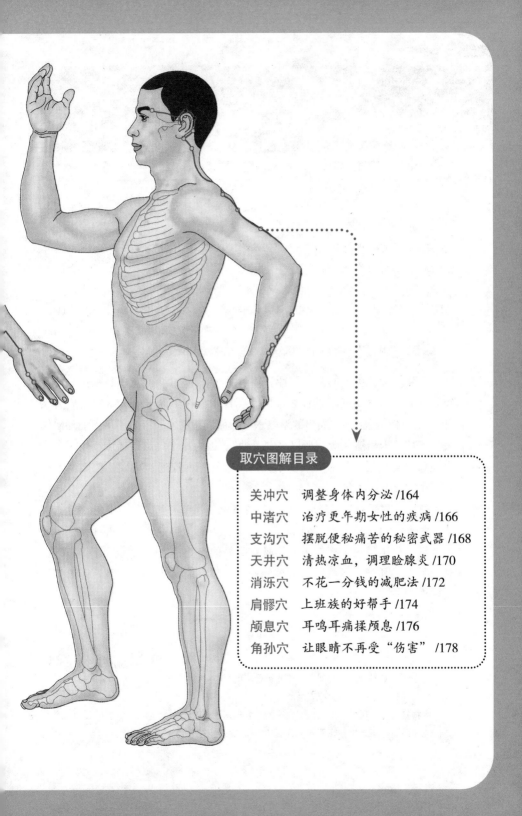

GUAN CHONG XUE
关冲穴 调整身体内分泌

主治　喉炎　口干　头痛

本穴位名出自《黄帝内经·灵枢·本输》，属手少阳三焦经。《针灸大辞典》云："手少阳经承接手厥阴之经气，失会于无名指外侧端，即本穴所居处，故本穴可谓手少阳经之关界要冲，故名。"这段话表明了关冲穴的重要作用。关冲穴不仅能治疗各种头面部疾病，而且对中年女性的更年期症状具有调节作用。女性从40岁左右开始，会逐渐出现生理性退化，体内雌激素分泌逐渐减少，全身受雌激素控制的皮肤、黏膜、血管、骨质、肌肉、内脏、神经等组织和器官也开始衰退，并出现多种更年期症状，如心慌气短、胸闷不适、心律不齐、血压波动、烦躁不安、消沉抑郁、焦虑、恐惧、失眠、多疑、注意力不集中、性欲减退等。此时，只要每天坚持按摩关冲穴，就能使更年期症状得到缓解。

命名：关，关卡的意思；冲，冲射之状。"关冲"的意思是三焦经体内经脉的温热水气由此外冲体表经脉，阴性水液被阻滞于内。本穴物质为来自三焦经体内经脉外冲而出的温热水气，而液态物由于压力不足不能外出体表，如被关卡阻滞一般，所以名"关冲"。因为这个穴位是三焦经体内与体表经脉的交接处，气血物质由本穴的地部孔隙而连通，所以是三焦经的井穴。在五行中，这个穴位属金。

部位：属手三焦经经脉的穴位，在无名指末节尺侧，距指甲角0.1寸。

主治：（1）按摩此穴对喉炎、口干、头痛、胸中气噎不嗜食、臂肘痛不能举、目生翳膜、视物不明等具有明显的疗效；（2）坚持按压这个穴位，对结膜炎、耳聋、颊肿、前臂神经痛、五指疼痛、热病等疾患具有很好的调理作用。

自我取穴按摩法

① 正坐，举臂屈肘，掌心朝下，放在自己胸前；
② 用另一只手的四指轻抬取穴手的四指端；
③ 大拇指弯曲，用指甲尖掐按取穴手的无名指指甲旁的穴位；
④ 先左后右，每天早、晚两穴位各掐按1次，每次掐按1~3分钟。

取穴 按摩

▶ 精确取穴

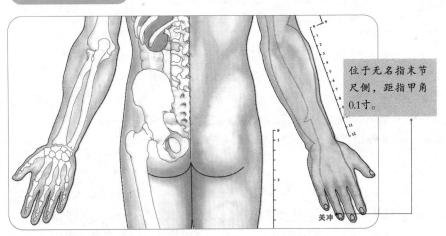

位于无名指末节尺侧，距指甲角0.1寸。

关冲

▶ 取穴技巧

功用

苏厥开窍、清心泻热。

配伍治病

中风昏迷、舌强不语：关冲配水沟、太冲、劳宫和曲泽；

小儿惊风：关冲配大椎、合谷和外关。

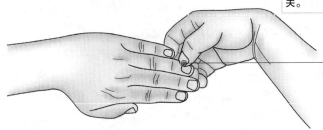

正坐，举臂屈肘，掌心朝下，在自己的胸前，用另一只手四指轻捏取穴手四指端，弯曲大拇指，以指甲尖掐按无名指指甲旁穴位。

▶ 自我按摩

弯曲大拇指，以指甲尖掐按无名指指甲旁穴位。每天早、晚各掐按1次，每次左右穴各掐按1～3分钟，先左后右。

程度	掐按法	时间(分钟)
轻		1～3

ZHONG ZHU XUE

中渚穴 治疗更年期女性的疾病

主治 耳聋 耳鸣 头痛 头晕 咽喉痛

此穴位名出自《黄帝内经·灵枢·本输》，别名"下都"，是手少阳三焦经的经穴。《医宗金鉴》云："关冲穴在手四指外侧端，去爪甲角如韭叶许，是其穴也。从关冲上行手小指次指歧骨间陷中，握拳取之，液门穴也。从液门上行一寸陷中，中渚穴也。"这段描述形象地指明了中渚穴的位置。多数中年女性都会遭遇更年期综合征的困扰，如头晕、目眩、焦虑、耳鸣、失眠等。按压中渚穴可有效调理更年期综合征，保证中年女性的身心健康，提高她们生活品质。

命名：中，与外相对，指本穴内部；渚，水中的小块陆地或水边。"中渚"的意思是随三焦经气血扬散的脾土尘埃在此穴中囤积。本穴物质为液门穴传来的水湿之气，到达本穴后，随水湿风气扬散的脾土尘埃在此冷降归地，并形成了经脉水道穴旁边的小块陆地，因此名"中渚"。因为三焦经气血温度不高，所行之地无外界提供的充足热能使其水液气化上升，气血物质在此穴位的变化主要是散热冷降，只有少部分水气吸热上行才保证了三焦经经脉的气血畅通，此穴位就如三焦经经脉气血的输出之地，所以是三焦经腧穴，在五行中属木。

部位：属手三焦经经脉的穴位，在人体手背部位，小指与无名指的指根间下0.5寸的手背凹陷处，用力按压，会有力量脱落之感。

主治：（1）此穴位对耳聋、耳鸣、头痛、头晕、咽喉痛、失眠等具有疗效；（2）此穴位还能治疗前额疼痛，有止痛的效果；（3）坚持按压这个穴位，对落枕、肩背疼痛、肋间神经痛、手指不能屈伸等症状具有很好的调理作用。

自我取穴按摩法

① 正坐，手平伸，内屈，肘向自己胸前，掌心向内，手背向外；
② 轻轻握拳，把另一只手的大拇指放在手掌心，其余四指放在手背部，示指弯曲，用指头旁侧边缘垂直揉按穴位，有酸胀和痛感；
③ 先左后右，每天早、晚各揉按1次，每次揉按1~3分钟。

取穴 按摩

▶ 精确取穴

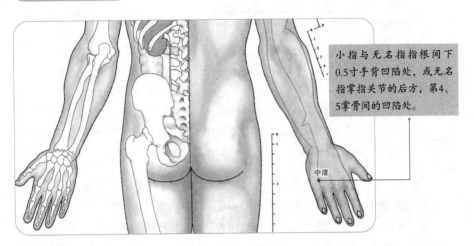

中渚

小指与无名指指根间下0.5寸手背凹陷处，或无名指掌指关节的后方，第4、5掌骨间的凹陷处。

▶ 取穴技巧

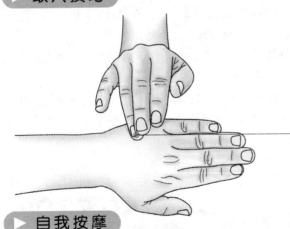

功用

苏厥开窍、清心泻热。

配伍治病

耳聋、耳鸣：中渚配角孙。

正坐，手平伸，内屈，肘向自己胸前，掌心向内，手背向外。将另一只手拇指置于手心，另外四指并拢置于掌背，示指指尖置于液门穴处，则无名指指尖所在的位置即是中渚穴。

▶ 自我按摩

轻握拳，另一只手大拇指置掌心，另四指置手背，弯曲示指，用指头侧边垂直揉穴位，有酸胀、痛的感觉。每天早、晚各揉按1次，每次左右穴各揉按1～3分钟，先左后右。

程度	示指压法	时间(分钟)
重		1～3

支沟穴
ZHI GOU XUE
摆脱便秘痛苦的秘密武器

主治 便秘 耳鸣 耳聋 肩臂痛

如今，便秘困扰着很多人，许多人患便秘是因为生活习惯不好。有的人爱吃大鱼大肉，又缺乏锻炼，于是体态臃肿，并导致大便秘结。老年人若患便秘，用力排便时还容易诱发心肌梗死和脑中风。怀孕的女性大多肠道干燥，排便不畅，如果吃药缓解还可能伤害到胎儿。要想解除便秘的烦恼，除养成良好的生活习惯，注意调整饮食外，还可经常按摩支沟穴和大肠俞穴，这样可以帮助刺激肠胃蠕动，缓解或消除便秘。那么，支沟穴该如何定位呢？《医宗金鉴》云："从外关上行一寸，两骨间陷中，支沟穴也。"

命名：支，指树枝的分叉；沟，沟渠；"支沟"的意思是三焦经气血在这个穴位吸热扩散。本穴物质为外关穴传来的阳热之气，水湿较少，到达本穴后，又进一步吸热胀散为高压之气，此气按其自身的阳热特性，循三焦经经脉渠道向上、向外而行，扩散之气像树的分叉一样，所以名"支沟"，也名"飞虎穴""飞处穴"。"飞虎""飞处"是穴内气血的运行为风行之状，且穴内阳气到达应去之处。在五行中，此穴属火。因为本穴物质为吸热后上行天部的阳热之气，其运行时的上行变化表现出火的炎上特征。

部位：属手三焦经经脉的穴位，位于前臂背侧，阳池穴与肘尖的连线上，腕背横纹上3寸，尺骨与桡骨之间。

主治：（1）经常按摩这个穴位可以有效治疗便秘；（2）坚持按压这个穴位，对耳鸣、耳聋、肩臂痛、心绞痛、肋间神经痛、乳汁分泌不足、产后血晕等病症具有很好的调理作用。

自我取穴按摩法

① 正坐，手平伸，屈肘，掌心向着自己，指尖向上，肘臂约弯曲呈90°；
② 用另一只手轻握手腕下，大拇指在内侧，其余四指在外侧，四指弯曲，中指的指尖垂直下压揉按穴位，有酸和痛的感觉；
③ 先左后右，每天早、晚两穴位各揉按1次，每次揉按1～3分钟。

取穴 按摩

▶ 精确取穴

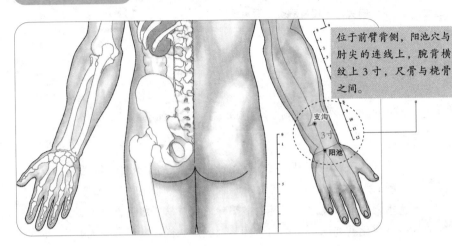

位于前臂背侧，阳池穴与肘尖的连线上，腕背横纹上3寸，尺骨与桡骨之间。

支沟

3寸

阳池

▶ 取穴技巧

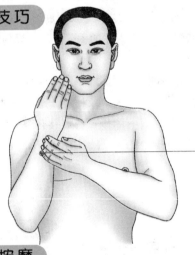

功用
传递气血、生发风气。

配伍治病
胸胁疼痛：支沟配阳陵泉和外关；
便秘：支沟配足三里和天枢。

正坐，手平伸，屈肘，掌心向自己，肘臂弯曲约呈90°。用另一只手轻握手腕下，大拇指在内侧，四指弯曲置于外侧，示指指尖在阳池穴上，则小指指尖所在位置即是支沟穴。

▶ 自我按摩

用一只手轻握另一手腕，大拇指在内侧，四指在外侧，中指指尖垂直下压揉按穴位，会有酸、痛的感觉。每天早、晚各揉按1次，每次揉按1～3分钟，先左后右。

程度	中指折叠法	时间(分钟)
重		1～3

TIAN JING XUE

天井穴 清热凉血，调理睑腺炎

主治 偏头痛　扁桃腺炎　荨麻疹

本穴位名出自《黄帝内经·灵枢·本输》，属手少阳三焦经。《医宗金鉴》云："从四渎斜外上行，肘外大骨尖后，肘上一寸，两筋叉骨罅中，屈肘拱胸取之，天井穴也。"在我国民间传说中，认为偷窥别人上厕所，眼睛会长针眼，所谓"针眼"，即现代医学所说的"睑腺炎"。当然，睑腺炎并不是窥视别人上厕所引起的。天井穴能清热凉血，是最有效的治疗睑腺炎的穴位。如果眼睛患有睑腺炎，可以按压天井穴消肿止痛。

命名：天，天部的意思；井，孔隙通道的意思；"天井"的意思是三焦经吸热上行的水浊之气在这个穴位处聚集。本穴物质为四渎穴传来的水湿之气，到达本穴后呈聚集之状，然后散热冷缩，并从天之上部降至天之下部，气血的运行变化就如同从天井的上部落到底部一样，所以名"天井"。本穴为三焦经天部之气的会合之处，所以是三焦经合穴。因为本穴物质为天部的水湿云气，在本穴为聚集之状，有土的不动之义，所以在五行中属土。

部位：属手三焦经经脉的穴位，位于人体的手臂外侧，屈肘时，当肘尖直上1寸凹陷处。

主治：（1）这个穴位具有清热凉血的作用，对治疗睑腺炎、淋巴结核具有特效；（2）坚持按摩这个穴位，对肘关节及周围软组织疾患、偏头痛、颈痛、项痛、肩痛、背痛、扁桃腺炎、荨麻疹等病症具有很好的调理作用；（3）配率谷穴治疗偏头痛，配天突穴治疗瘿气，配巨阙穴、心俞穴治疗精神恍惚症状。

自我取穴按摩法

① 正坐，手平伸，屈肘，前臂垂直于地面，与肘部约呈90°，掌心向内，指尖向上，举臂，上臂的底部与肩平；

② 用另一只手轻握肘下，四指在下，大拇指在上，中指或示指弯曲，用指尖垂直向上按摩肘尖下凹陷的穴位处，有酸、胀、麻的感觉；

③ 两侧穴位每天早、晚各按压1次，每次按压1～3分钟。

取穴　按摩

▶ 精确取穴

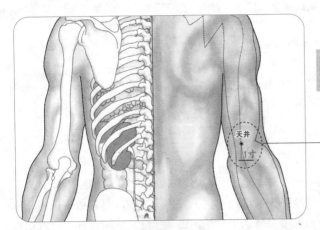

位于手臂外侧，屈肘时，当肘尖直上1寸凹陷处。

天井

1寸

▶ 取穴技巧

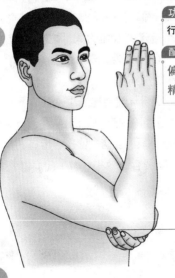

功用

行气散结，安神通络。

配伍治病

偏头痛：天井配率谷；

精神恍惚：天井配巨阙和心俞。

正坐，手平伸，屈肘，前臂垂直于地面，掌心向内。用另一只手轻握肘下，四指在下，大拇指在上，用中指（或示指）指尖垂直向上压肘尖下凹陷处即是。

▶ 自我按摩

用一手轻握另一肘下，弯曲中指（或示指）以指尖垂直向上按摩肘尖下穴位，有酸、胀、麻的感觉。每天早、晚各按压1次，每次左右穴位各按压1~3分钟。

程度	中指折叠法	时间(分钟)
重		1~3

XIAO PO XUE

消泺穴 不花一分钱的减肥法

主治 头痛 颈项强痛 臂痛 齿痛 癫疾

据《针灸甲乙经》《铜人明堂之图》等医典记载，"清冷渊穴在肘上二寸，伸肘举臂取之；消泺穴在肩下臂外，开腋斜肘分下取之"。《痧疹辑要·引种》云："此即泰西牛痘法也，由清冷渊、消泺等穴引出命门伏毒……其清冷渊、消泺二穴，在肘上外，正三焦经脉处也。"这里说的消泺穴，是三焦经上的一处重要穴位。经常按摩这个穴位，既可以治疗气郁胸闷，又具有减肥的效果。爱美节食的女性不妨试着每天按摩一下这个穴位，看能否收到理想的减肥效果。

命名：消，溶解、消耗的意思；泺，水名，指湖泊。"消泺"的意思是三焦经经气在这处穴位冷降为地部经水。本穴物质为清冷渊穴传来的滞重水湿云气，到达本穴后，水湿云气消解并化雨降地，降地之雨在地之表部形成湖泊，所以名"消泺"，也名"臑窌穴""臑交穴""臑俞穴"。臑，指动物的前肢，前为阳，后为阴，此指穴内气血为天部之气；窌，地窖的意思；"臑窌"是指穴位内的天部之气在此化为地部经水。理同消泺名解。"臑交"的意思是穴位内的气血为天部之气。

部位：在臂外侧，当清冷渊与臑会连线中点处。

主治：（1）按摩这个穴位能除湿降浊、清热安神、活络止痛；（2）经常按摩这个穴位，能有效治疗头痛、颈项强痛、臂痛、齿痛、癫痫等疾患；（3）每天坚持按压这个穴位，具有减肥美容的效果；（4）配肩髎穴、肩髃穴、臑会穴、清冷渊穴治疗肩臂痛、上肢不遂、肩周炎。

自我取穴按摩法

① 正立，双手下垂，先把左手的手掌放在右上臂中间位置，再将右手掌放在左上臂中间位置；

② 左右手四指向手臂施加压力，中指所在的部位就是这个穴位；

③ 双手交叉，一只手的掌心放在另一侧上臂，四指并拢，向穴位施加压力，一压一松；

④ 每天早、晚分别按压两臂穴位，每次按压3~5分钟。

取穴　按摩

▶ 精确取穴

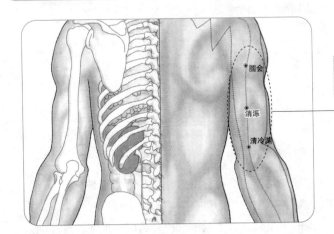

臑会

消泺

清冷渊

在臂外侧，当清冷渊穴
与臑会穴连线中点处。

▶ 取穴技巧

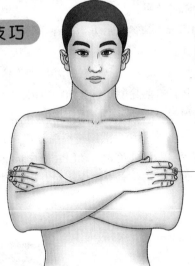

功用

除湿降浊。

配伍治病

肩臂痛、上肢不遂和肩周炎：消泺配
肩髎、肩髃、臑会和青灵。

正立，双手下垂，先用
左手手掌置于右上臂中
间位置，再将右手掌置
于左上臂中间位置，左
右手四指向手臂施压压
力，中指所在的位置即
是该穴。

▶ 自我按摩

双臂交叉，一手掌心置于另一
臂上，四指并拢向消泺穴施加
压力，一压一松，每次3～5分
钟，早、晚各1次。

程度	四指压法	时间(分钟)
重		3～5

肩髎穴 上班族的好帮手

JIAN LIAO XUE

主治 臂痛 肩重不能举 胁肋疼痛

现代都市白领长年累月久坐办公室，长时间使用电脑，得不到足够的运动和休息，很多人患有不同程度的肩关节炎、肩周炎。有些人的肩颈周围甚至还出现骨质增生。对于长时间伏案工作、缺乏锻炼而患有不同程度肩部疾患的人来说，肩髎穴是一个很好的帮手，按摩这个穴位，能使肩颈部的病症得到缓解和改善。此穴位名出自《针灸甲乙经》。关于这个穴位的具体位置，《循经考穴编》云："臑会之上，举臂有空。"此有空处，即为该穴。《针灸集成》云："在肩髎后一寸三分微下些。"

命名：肩，指穴在肩部；髎，孔隙的意思；"肩髎"的意思是三焦经经气在此穴位化雨冷降归于地部。本穴物质为臑会穴传来的天部阳气，到达本穴后，因散热吸湿化为寒湿的水湿云气，水湿云气冷降后归于地部，冷降的雨滴就像从孔隙中漏落一样，所以名"肩髎"。

部位：这个穴位在人体的肩部，肩髃穴后方，当臂外展时，于肩峰后下方的凹陷处。

主治：（1）按摩这个穴位具有祛风湿、通经络的作用；（2）按摩这个穴位对臂痛不能举、胁肋疼痛等症状具有明显的缓解和治疗作用；（3）现代中医临床常用这个穴位治疗肩关节周围炎、中风偏瘫等疾患；（4）坚持按摩这个穴位，对荨麻疹、脑血管后遗症、胸膜炎、肋间神经痛等也具有明显疗效；（5）配曲池穴、肩髃穴治疗肩臂痛，配外关穴、章门穴治疗肋间神经痛、臂痛、肩重不能举，配天宗穴、曲垣穴治疗肩背疼痛，配肩井穴、天池穴、养老穴治疗上肢不遂、肩周炎。

自我取穴按摩法

① 站立，两手臂伸直，两侧肩峰后下方凹陷处；
② 用左手触摸右臂肩峰，用右手触摸左臂肩峰，用拇指、示指和中指拿捏穴位；
③ 两侧穴位每天早、晚各拿捏1次，每次3～5分钟。

取穴　按摩

▶ 精确取穴

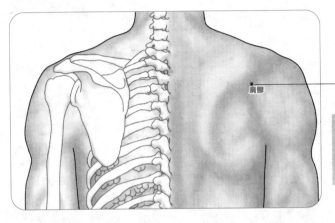

肩髎

位于人体的肩部，肩髃穴后方，当臂外展时，于肩峰后下方的凹陷处。

▶ 取穴技巧

站立，将两手臂伸直，肩峰的后下方会有凹陷，肩髎穴就位于此凹陷处。

功用

升清降浊。

配伍治病

肩臂痛：肩髎配曲池和肩髃；
肋间神经痛：肩髎配外关和章门。

▶ 自我按摩

站立，用左手去摸右臂的肩峰，再用右手去摸左臂的肩峰，用拇指、示指和中指拿捏穴位，每天早、晚各1次，每次3～5分钟。

程度	拿捏法	时间(分钟)
重		3～5

颅息穴

LU XI XUE

耳鸣耳痛揉颅息

主治 头痛 耳鸣 耳痛

此穴位名出自《针灸甲乙经》，别名颅囟，属手少阳三焦经。《医宗金鉴》云："从瘈脉行耳后上间青络脉中，颅息穴也。"《高式国针灸穴名解》转载云："息，休息也；又气息也。穴在颅侧睡眠着枕处。以其有关于息，故名'颅息'。有谓穴下有动脉，与呼吸相应，考之未确。或临病时乃现欤？愿针灸同道随时留意。所治为耳鸣、喘息、瘿、痈、胸胁痛、吐呕。"上述这些医籍都详细说明了这个穴位的部位和作用。利用这个穴位治疗耳鸣具有非常明显的效果，患者朋友们不妨一试。

命名：颅，头盖骨的意思，这里指天部的冷降水气；息，停息的意思。"颅息"的意思是三焦经的天部之气在此穴位收引冷降。本穴物质为角孙穴传来的天部水湿之气，到达本穴后，其变化为进一步地散热冷降，就像风停气止之状一样，所以名"颅息"，又命"颅囟穴"。"颅囟"的意思是天部的冷降水气，在此穴位由天之上部降至天之下部。

部位：在头部，角孙与翳风之间，沿耳轮连线的上、中1/3的交点处。

主治：（1）按摩这个穴位具有通窍聪耳、泄热镇惊的作用；（2）按摩这个穴位对头痛、耳鸣、耳痛、耳聋、耳肿流脓、中耳炎、视网膜出血、小儿惊痫、呕吐涎沫等症状具有明显的缓解和治疗作用；（3）这个穴位还能治疗呼吸系统的一些疾病，如喘息、哮喘，并对身热、胁肋痛等病症有调理、改善的作用；（4）配太冲穴治疗小儿惊痫、呕吐涎沫、瘿疬，配天冲穴、脑空穴、风池穴、太阳穴治疗偏头痛、头风病。

自我取穴按摩法

① 站立，将示指和中指并拢，平贴在耳后根处，示指的指尖所在部位就是该穴位；

② 将示指和中指并拢，轻轻贴于耳后根处，顺时针按摩1~3分钟，每天早、晚各1次。

取穴　按摩

▶ 精确取穴

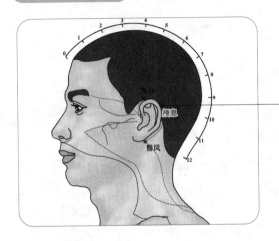

角孙穴与翳风穴之间，沿耳轮连线的上、中1/3的交点处。

▶ 取穴技巧

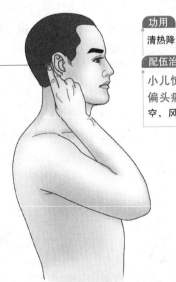

站立，将示指和中指并拢，平贴于耳后根处，示指指尖所在的位置即是该穴。

功用

清热降浊。

配伍治病

小儿惊痫、呕吐：颅息配太冲；偏头痛、头风病：颅息配天冲、脑空、风池和太阳。

▶ 自我按摩

将示指、中指并拢轻轻贴于耳后根处，顺时针按摩1~3分钟，每天早、晚各1次。

程度	二指压法	时间(分钟)
轻		1~3

角孙穴 让眼睛不再受"伤害"

JIAO SUN XUE

主治 白内障　目生翳膜　齿龈肿痛

《医宗金鉴》云："从颅息上行，耳上间，发际下，开口有空，角孙穴也。"《黄帝内经·灵枢·脉度》云："支而横者为络，络之别者为孙。"《针灸大成》云："耳廓中间，开口有空，治龈肿、目翳、齿龋、项强等症。"这个穴位还能治疗各种眼病。随着年纪增大，老年人的视力逐渐衰退，并且很容易罹患白内障、目生翳膜等眼病，同时还伴有齿龈肿痛的症状。此时只需按摩这个穴位，就能起到很好的调理、改善作用。

命名：角，耳朵、肾的意思，这里指穴位内的物质为天部的收引之气；孙，火的意思，角为之水，孙为之火（根据中医理论，肾之子为肝，肝之子为火），这里指穴位内的物质为天之天部的气态物。"角孙"的意思是天之天部的收引冷降之气从此处穴位汇入三焦经。这个穴位是三焦经经穴中的最高点，三焦经没有气血传到这个穴位，所以，这个穴位的气血为空虚之状，足太阳膀胱经外散的寒湿水气夹带着足少阳胆经的外散水湿风气汇入穴内，穴内气血既处于火所在的天之天部，又表现出肾水的润下特征。

部位：属手三焦经经脉的穴位，在人体的头部，折耳郭向前，当耳尖直上入发际处。

主治：（1）按摩这个穴位具有吸湿、降浊、明目的作用；（2）坚持按摩这个穴位，对白内障、目生翳膜、齿龈肿痛等疾病具有非常明显的疗效；（3）坚持按压这个穴位，还能有效治疗咀嚼困难、口腔炎、唇燥、呕吐等症状，并对身体具有很好的调理和保健作用。

自我取穴按摩法

① 正坐，举起两只手，用大拇指的指腹由后向前将耳翼折屈，并顺势向上滑到耳翼尖的部位，两个中指的指尖恰好相触于头顶正中线上，拇指所在的位置即是该穴位；
② 用大拇指的指腹揉按这个穴位，会有胀痛的感觉；
③ 两侧穴位每天早、晚各揉按1次，每次揉按1~3分钟，也可以两侧穴位同时揉按。

取穴 按摩

▶ 精确取穴

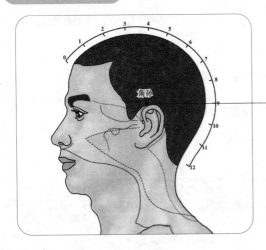

折耳郭向前，耳尖直上入发际处。

功用

吸湿降浊。

配伍治病

眩晕：角孙配足临泣。

▶ 取穴技巧

正坐，举两手，用大拇指指腹由后向前将耳翼折屈，并顺势向上滑至耳翼尖所着之处，两中指指尖恰好相触于头顶正中线上，拇指所在的位置即是该穴。

▶ 自我按摩

用大拇指指腹揉按穴位，有胀痛的感觉。每天早、晚各揉按1次，每次左右各（或双侧同时）揉按1~3分钟。

程度	拇指压法	时间(分钟)
重		1~3

第⑪章

足少阳胆经经穴

足少阳胆经在身体中循行的路线是最长的，它起始于外眼角，经头部、脖子、身体的两侧，过小腿直到上身，再到额角。沿着经络循行的方向进行刺激，能够改善我们身体的气血运行。《黄帝内经·灵枢·经脉》中有关于此经的病候记载："是动则病口苦，善太息，心胁痛，不能转侧，甚则面微有尘，体无膏泽，足外反热，是为阳厥。"本经的经穴主治胸胁和肝胆病症，热性病，神经系统疾病，头侧、眼、耳、咽喉部病症，以及本经脉所经过部位的病症。

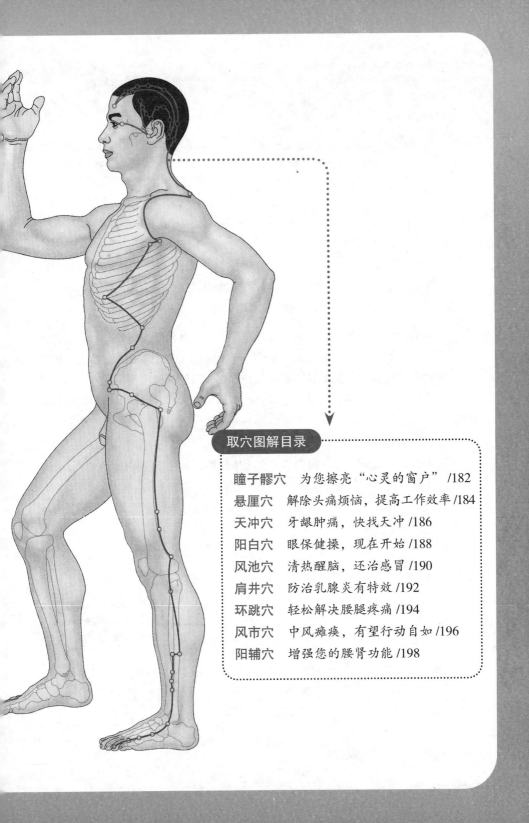

取穴图解目录

瞳子髎穴

TONG ZI LIAO XUE

为您擦亮"心灵的窗户"

主治　目赤　肿痛　角膜炎　屈光不正

　　女人到了一定年龄，眼角就会出现鱼尾纹，这意味着身体机能的衰退。其实，有了鱼尾纹大可不必惊慌，只要每天坚持正确按摩瞳子髎穴，就能减少甚至消除鱼尾纹。该穴名出自《针灸甲乙经》："瞳子髎，在目外去五分，手太阳、手足少阳之会。"该穴别名后曲、鱼尾、太阳、前关，属足少阳胆经。《铜人腧穴针灸图经》云："（瞳子髎）治青盲目无所见，远视䀮䀮，目中肤翳，白膜，目外眦赤痛。"《类经图翼》云："一云兼少泽，能治妇人乳肿。"从这些记载中可以看出，古代医家对这个穴位的作用有深入研究。

　　命名：瞳子，指人体眼珠中的黑色部分，为肾水所主之处，这里指穴内物质为具有肾水特征的寒湿水气；髎，孔隙的意思。"瞳子髎"指穴外天部的寒湿水气在此穴位汇集后冷降归地。本穴为胆经头面部的第一穴，胆及其所属经脉主半表半里，在上焦主降，在下焦主升，本穴的气血物质汇集头面部的寒湿水气后，从天部冷降至地部，冷降的水滴细小如同从孔隙中散落一样，所以名"瞳子髎"，也称太阳穴、前关穴、后曲穴。

　　部位：属足胆经经脉的穴位，在人体面部，眼睛外侧约1厘米处。

　　主治：（1）经常按摩这个穴位几乎能治疗所有的眼部疾病，如目赤肿痛、角膜炎、屈光不正、青光眼等；（2）坚持按压这个穴位，对头痛、三叉神经痛、颜面神经痉挛及麻痹等病症具有很好的调理作用。

自我取穴按摩法

① 正坐或仰卧，两只手臂屈肘朝上，双肘弯曲并支撑在桌上，五指朝天，掌心向着自己；

② 把两只手的大拇指放在头部旁侧，相对用力，垂直揉按穴位，有酸、胀、痛感；

③ 左右两穴，每天早、晚各揉按1次，每次揉按1~3分钟，或者两侧穴位同时揉按。

取穴　按摩

▶ 精确取穴

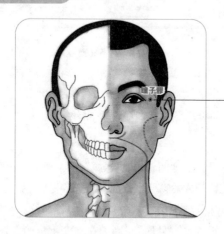

瞳子髎

位于人体的面部，目外眦旁，当眶外侧缘。

功用
降浊祛湿。

配伍治病
目生内障：瞳子髎配合谷、临泣和睛明；
妇人乳肿：瞳子髎配少泽。

▶ 取穴技巧

端坐，两手屈肘朝上，双肘弯曲，支撑桌上，五指朝天，掌心向自己。以两手大拇指置于头部侧边，太阳穴斜下前方即是该穴。

▶ 自我按摩

两手拇指相对用力，垂直揉按瞳子髎穴，有酸、胀、痛的感觉。每天早、晚各揉按1次，每次左右各（或双侧同时）揉按1～3分钟。

程度	拇指压法	时间(分钟)
重		1～3

悬厘穴

XUAN LI XUE

解除头痛烦恼，提高工作效率

主治　偏头痛　面肿　目外眦痛

生活中，许多人都有落枕的经历。落枕的人经常头一天晚上睡觉的时候脖子还是好好的，可是第二天清晨一觉醒来，却发现脖子酸痛，不能转动，严重影响工作和日常生活。人在睡觉的时候，头部位置不当，如枕头过高，或肩部受凉，很容易引起落枕。治疗落枕的方法非常简单，只要用力按压自己的悬厘穴，就能使症状迅速得到缓解。此外，按压悬厘穴还能有效治疗头痛。

命名：悬，吊挂的意思；厘，治理的意思；"悬厘"的意思是胆经气血在此穴位降浊分清。本穴物质为悬颅穴冷降下传的水湿之气，到达本穴后，滞重的寒湿水气进一步下行，小部分清气由本穴外输至头的各部位。本穴对天部的水湿风气有治理的作用，所以名"悬厘"。因为在本穴汇集的气血当中，既有手少阳三焦经的上行之气，又有足阳明胃经的下行之气，所以本穴为手足少阳、阳明之会。

部位：该穴位于人体头部的鬓发上，当头维穴与曲鬓穴弧形连线的上3/4与下1/4交点处。

主治：（1）每天坚持按摩这个穴位，能有效治疗偏头痛、面肿、目外眦痛、耳鸣、上齿疼痛等疾患；（2）配鸠尾穴能治疗由热病偏头痛及其引起的目外眦痛；（3）配束骨穴能治疗癫痫。

自我取穴按摩法

① 正坐，把示指、中指和无名指并拢，手掌心朝内，示指的指尖放在额角发际处，此时无名指所在的部位就是这个穴位；

② 把示指和中指放在穴位上轻轻按揉；

③ 左右两侧穴位每天早、晚各按揉1次，每次按揉1~3分钟。注意用力要稍轻一些，不要太重。

取穴 按摩

▶ **精确取穴**

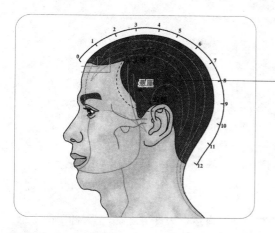

当头维穴与曲鬓穴弧形连线的上3/4与下1/4交点处。

功用
降浊除湿。

配伍治病
热病偏头痛：悬厘配鸠尾；
癫痫：悬厘配束骨。

▶ **取穴技巧**

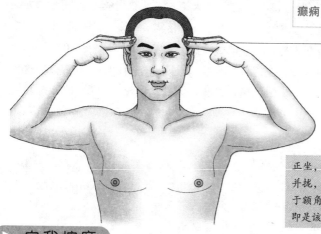

正坐，将示指、中指和无名指并拢，掌心向内，示指指尖置于额角发际，无名指所在位置即是该穴位。

▶ **自我按摩**

将示指和中指置于穴上轻轻揉按，每天早、晚各1次，每次1~3分钟。

程度	二指压法	时间(分钟)
轻		1~3

TIAN CHONG XUE
天冲穴 牙龈肿痛，快找天冲

主治 头痛 齿龈肿痛 癫痫

该穴位名出自《针灸甲乙经》，在《千金方》中称作"天衢"，属足少阳胆经。关于这个穴位的具体位置，古代医书中有多种说法。《针灸甲乙经》云："耳上如前三分。"《铜人腧穴针灸图经》云："耳后入发际二寸。"《循经考穴编》云："在耳平后三分，入发际二寸。"《医学入门》云："承灵后一寸半。"意思是说它在承灵穴的旁边。另外，《足少阳胆经穴位分寸歌》中说："天冲率后三分许，冲斜下寸浮白悬。"不管怎样，这个穴位都是一个交会穴，《黄帝内经·素问·气府论》王冰注："（天冲）足太阳、少阳之会。"作为足少阳胆经上的一个重要穴位，它具有镇痛的作用。当你头痛或者牙龈肿痛的时候，只需轻轻按摩一下这个穴位，很快就能见效。

命名：天，指天部气血；冲，指气血运行为冲射之状。"天冲"的意思是胆经经气吸热后胀散，并由本穴冲射于天之各部。本穴物质为率谷穴传来的水湿之气，到达本穴后，因受穴外传入之热，水湿之气胀散，并冲射于胆经之外的天部，所以名"天冲"，也称"天衢"。"天衢"指穴内气血向外的输出状态，因为胆经气血由此穴位向天之各部传输。

部位：这个穴位在头部，当耳根后缘直上入发际2寸，率谷后0.5寸处。

主治：（1）经常按摩这个穴位具有益气补阳的作用；（2）经常按摩这个穴位，能有效治疗头痛、齿龈肿痛、癫痫、惊恐、瘿气等疾患；（3）配目窗穴、风池穴能有效治疗头痛。

自我取穴按摩法

① 正立，两只手抬起，手掌心朝外，把示指、中指和无名指并拢，平贴在耳尖后，示指位于耳尖后的发际，则无名指所在的位置就是这个穴位；

② 将四指并拢，轻轻按揉这个穴位；

③ 左右两侧穴位每天早、晚各按揉1次，每次按揉1~3分钟，或者两侧穴位同时按揉。

取穴 按摩

▶ 精确取穴

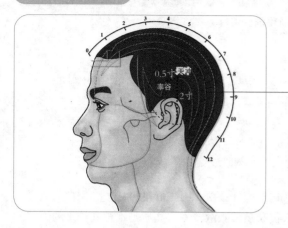

当耳根后缘直上入发际2寸，率谷穴后0.5寸。

功用
益气补阳。

配伍治病
头痛：天冲配目窗和风池。

▶ 取穴技巧

正立，双手抬起，掌心朝外，将示指、中指和无名指并拢平贴于耳尖后，示指位于耳尖后发际，无名指所在位置即是该穴。

▶ 自我按摩

将四指并拢轻按于天冲穴，每天早、晚各揉按1次，每次左右各（或双侧同时）揉按1~3分钟。

程度	四指压法	时间(分钟)
轻		1~3

阳白穴 眼保健操，现在开始

YANG BAI XUE

主治 目眩 目痛 外眦疼痛 雀目

此穴位名出自《针灸甲乙经》："阳白，足少阳、阳维之会。"《黄帝内经·素问·气府论》，王冰注："阳白，足阳明、阴维之会。"《针灸大成》云："阳白，手足阳明、少阳、阳维五脉之会。"古代医书记载，这个穴位能治疗头痛、头风、目眩、目赤肿痛、眉目间痛、夜盲、近视、远视、眼睑瞤动、项强急不可以顾、背寒不得温等病症。在近现代中医临床中，有经验的医生还利用这个穴位治疗面瘫、三叉神经痛、眶上神经痛、眼睑下垂等多种疾病。经常按摩这个穴位，对眼部保健具有非常明显的效果。

命名：阳，天部的意思，这里指气；白，明亮清白的意思；"阳白"的意思是胆经的湿冷水气在这个穴位吸热后胀散。本穴物质是本神穴传来的天部湿冷水气，在下行的过程中不断吸热，水湿之气还未进入这个穴位就已受热胀散，并化为阳热风气，传输于头之各部，穴内的天部层次变得明亮清白，所以名"阳白"。因为本穴吸热胀散的阳热风气不仅上传足少阳胆经的头临泣穴，同时还外走阳维脉，所以这个穴位是足少阳、阳维的交会点。

部位：属足胆经经脉的穴位，在人体面部，瞳孔的直上方，距离眉毛上缘约1寸处。

主治：（1）这个穴位几乎能治疗所有的眼部疾病，按摩这个穴位有明目祛风的作用；（2）每天坚持按摩这个穴位，对头痛、视物模糊、眶上神经痛、面神经麻痹、眼睑下垂、夜盲、眼睑瘙痒、呕吐、恶寒等病症具有很好的调理、改善作用；（3）配太阳穴、睛明穴、鱼腰穴能治疗目赤肿痛、视物昏花、上睑下垂等症状。

自我取穴按摩法

① 正坐、仰靠或者仰卧，两只手举起，两肘的肘尖支撑在桌面上；
② 轻轻握拳，手掌心向下，用大拇指弯曲的指节，从内往外轻轻刮按穴位，有一种特殊的酸痛感；
③ 左右两穴位每天早、晚各刮按1次，每次刮按1~3分钟，或两侧穴位同时刮按。

取穴 按摩

▶ 精确取穴

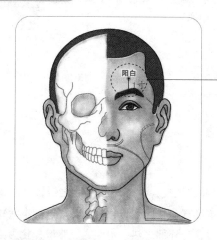

位于前额部，当瞳孔直上，眉上1寸。

功用

生气壮阳。

配伍治病

目赤肿痛、视物昏花、上睑下垂：阳白配太阳、睛明和鱼腰。

▶ 取穴技巧

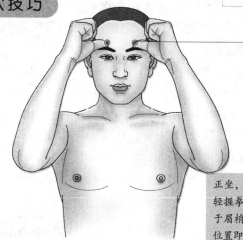

正坐，举两手两肘尖顶放桌面上，轻握拳，掌心向下，将拇指指尖贴于眉梢正上方，拇指指尖正上方的位置即是该穴。

▶ 自我按摩

用大拇指弯曲时的指节处，从内往外轻轻刮按穴位处，有一种特殊的酸痛感。每天早、晚各揉按1次，每次左右各（或双侧同时）揉按1~3分钟。

程度	拇指压法	时间(分钟)
轻		1~3

风池穴

FENG CHI XUE

清热醒脑，还治感冒

主治 感冒 头痛 头晕 中风

此穴位名最早见于《黄帝内经·灵枢·热病》："风为阳邪，其性轻扬，头顶之上，唯风可到。风池穴在颞颥（脑空）后发际陷者中，守少阳、阳维之会，主中风偏枯，少阳头痛，乃风邪蓄积之所，故名风池。"《针灸甲乙经》中说它"在颞颥后发际陷者中"；《黄帝内经·素问·气府论》王冰注："在耳后陷者中，按之引于耳中。"《医学入门》云："耳后一寸半，横侠风府。"据这些医典记述，按摩这个穴位能治疗头痛、眩晕、热病汗不出、疟疾、中风不语、瘿气、颈项强痛、目不明、目泣出、目赤痛、眼目生花、耳病、鼻衄衄、面肌痉挛不收等疾。

命名：风，指穴内物质为天部的风气；池，囤积水液之器，这里指穴内物质富含水湿；"风池"的意思是本经气血在此穴位化为阳热风气。本穴物质为脑空穴传来的水湿之气，至本穴后，受外部之热，水湿之气胀散并化为阳热风气，然后输散于头颈各部，所以名"风池"，也称"热府穴"。"热府"的意思是本穴气血的变化为受热膨胀。因为本穴吸热胀散的阳热风气不仅传输胆经，也输向阳维脉所在的天部层次，所以是足少阳、阳维之交会处。

部位：属足胆经经脉中的穴位，位于人体的后颈部，后头骨下，两条大筋外缘陷窝中，略与耳垂平齐。

主治：（1）按摩这个穴位具有醒脑明目、快速止痛、保健调理的功效；（2）坚持按摩这个穴位，对感冒、头痛、头晕、中风、热病、颈项强痛、眼病、鼻炎、耳鸣、耳聋、咽喉疾患、腰痛等疾患具有很好的调理作用；（3）每天坚持按摩这个穴位，对高血压、脑震荡、面肌痉挛和荨麻疹具有治疗效果。

自我取穴按摩法

① 正坐，举臂抬肘，双肘约与肩同高；
② 屈肘向头，双手放在耳后，手掌心朝内，手指尖向上，四指轻轻扶住头（耳上）的两侧；
③ 用大拇指的指腹从下往上按揉穴位，有酸、胀、痛的感觉，重按时鼻腔还会有酸胀感；
④ 左右两穴位每天早、晚各按揉1次，每次按揉1~3分钟。

取穴 按摩

▶ 精确取穴

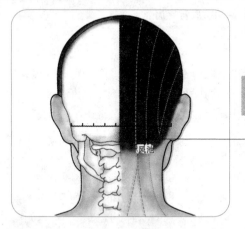

风池

位于后颈部，后头骨下，两条大筋外缘陷窝中，略与耳垂平齐。

功用
壮阳益气。

配伍治病
偏头痛：风池配合谷和丝竹空；
目痛不能视：风池配脑户。

▶ 取穴技巧

正坐，举臂抬肘，肘约与肩同高，屈肘向头，双手置于耳后，掌心向内，指尖朝上，四指轻扶头（耳上）两侧，大拇指指腹所在的位置即是该穴位。

▶ 自我按摩

用大拇指指腹由下往上揉按穴位，有酸、胀、痛的感觉，重按时鼻腔有酸胀感。每天早、晚各揉按1次，每次左右各（或双侧同时）揉按1~3分钟。

程度	拇指压法	时间(分钟)
重		1~3

肩井穴 防治乳腺炎有特效

JIAN JING XUE

主治　头颈强痛　颈项不得回顾　肩背疼痛

肩井穴是一个比较特殊的穴位。一方面，按摩这个穴位时，如果用力太重，可能会导致人半身麻痹，手不能举，甚至昏厥，所以在很多防身术和武功招式中都有"重击肩井穴"这个动作。因此，假如女性偶遇不良分子，重击对方的肩井穴，可达到防身自卫目的。另一方面，轻揉地按揉这个穴位能够缓解工作压力、放松肩颈僵硬、疏通经络血脉。据古代医书记述，按肩井穴能治疗"肩背痹痛，臂不举，颈项不得回顾，中风气塞，涎上不语，气逆翻胃呕吐，咳逆上气，瘰疬，虚劳，产后乳汁不下，乳痈，妇人产晕，难产"等疾患。关于肩井穴的具体部位，《针灸甲乙经》云："在肩上陷者中，缺盆上，大骨前。"《太平圣惠方》云："在肩上陷罅中，缺盆上，大骨前一寸半，以三指按之，当其中指下陷者中是也。"《针灸玉龙经》云："在肩端上缺盆尽处。"《针方六集》云："如取左穴，用本人右手小指按于左肩柱骨尖上，平排三指，取中指下第一节中是穴。取右穴，亦如是。"

命名：肩，指穴位在肩部；井，指地部孔隙；"肩井"是指胆经的地部水液从这个穴位流入地之地部。本穴物质为胆经上部经脉下行而至的地部经水，到达本穴后，经水由本穴的地部孔隙流入地之地部，所以名"肩井"，也称"肩解穴""膊井穴"。

部位：此穴在大椎穴与肩峰连线中点，肩部最高处。

主治：（1）按摩此穴位对肩背痹痛、手臂不举、颈项强痛等病疾具有特殊疗效；（2）坚持按摩这个穴位，对乳痈、中风、瘰疬、难产、乳腺炎、功能性子宫出血、产后子宫出血、神经衰弱、半身不遂、脑贫血、脚气、狐臭等症状具有缓解、调理、治疗作用；（3）配足三里穴、阳陵泉穴治疗脚气酸痛。

自我取穴按摩法

① 正坐，双臂交叉抱在一起，双手掌心向下，放在肩上；
② 把中间三指放在肩颈交会处，用中指的指腹向下按揉，有酸麻、胀痛的感觉；
③ 左右两穴每天早、晚各按揉1次，每次按揉1~3分钟，也可以两侧穴位同时按揉。

取穴 按摩

▶ 精确取穴

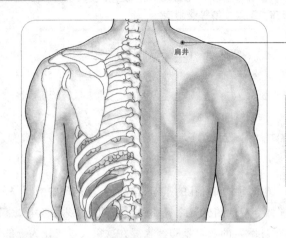

肩井

位于人体的肩上，前直对乳中，当大椎与肩峰端连线的中点，即乳头正上方与肩线交接处。

▶ 取穴技巧

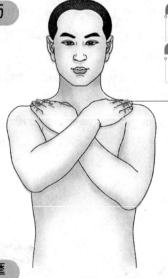

功用
疏导水液。

配伍治病
脚气酸痛：肩井配足三里和阳陵泉。

正坐，交抱双臂，双手掌心向下，放在肩上，以中间三指放在肩颈交会处，中指指腹所在位置即是该穴。

▶ 自我按摩

将中间三指放在肩颈交会处，用中指指腹向下揉按，会有特殊酸麻、胀痛的感觉。每天早、晚各揉按1次，每次左右各（或双侧同时）揉按1～3分钟。

程度	中指压法	时间(分钟)
重		1～3

HUAN TIAO XUE
环跳穴 轻松解决腰腿疼痛

主治 腰胯疼痛 下肢痿痹等腰腿病

据古代医书记载，按摩环跳穴可以治疗"偏风，半身不遂，髀枢痛不可举，腰胁相引急痛，腰胯痛不得转侧，冷风湿痹不仁，股膝酸痛，胫痛不可屈伸，足麻痹，风疹"等疾病。日常生活中，如果不小心闪了腰，腰痛得无法伸直，走路也得驼着背，这时只需轻轻按揉腰部痛点和环跳穴，就能快速止痛，使身体的不适得到缓解。关于环跳穴的具体部位，《针灸甲乙经》云："在髀枢中。侧卧，伸下足，屈上足取之。"《神应经》云："即砚子骨下宛宛中也。"《黄帝内经·素问·气府论》，王冰注："（环跳穴为）足少阳、太阳二脉之会。"

命名：环，一种圆形而中间有孔的玉器，或者一串连环中的某一节，这里指穴内物质为天部肺金特性的凉湿之气；跳，跳动的意思，为阳之健，这里指穴内阳气旺盛；"环跳"的意思是胆经水湿在这里大量气化为天部阳气。本穴物质是肩髎穴传来的地部水湿，到达本穴后，水湿渗入穴内丰满的肌肉中并气化为天部的阳气，穴内阳气旺盛，所以名"环跳"，也称"膑骨""髋骨""分中""环各""髀枢""髀厌"。

部位：属足胆经经脉的穴位，在人体的股外侧部，侧卧屈股，当股骨大转子最凸点与骶管裂孔连线的外1/3与中1/3的交点处。

主治：（1）按这个穴位对腰痛、背痛、腿痛、坐骨神经痛等疾病具有特效；（2）坚持按摩这个穴位，对下肢麻痹、腰部肌炎、大腿肌炎、膝部肌炎、风疹、脚气等症状具有很好的调理、改善作用。

自我取穴按摩法

① 自然站立（或者侧卧，伸下足，屈上足）；
② 把同侧的手叉在腿臀上，四指在前，用大拇指的指腹稍用力按摩穴位，有酸痛感，用力按压时下肢还有酸麻感；
③ 先左后右，两侧穴位每次各按压3~5分钟。也可以先按健侧，再按患侧。

取穴 按摩

▶ **精确取穴**

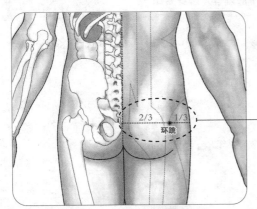

2/3 1/3
环跳

位于股骨大转子最凸点与骶管裂孔连线的外1/3与中1/3交点处。

▶ **取穴技巧**

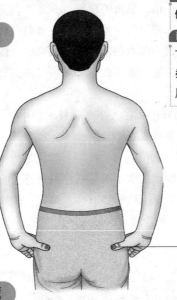

功用
健脾益气。

配伍治病
下肢痹痛：环跳配殷门、阳陵泉和委中；
风疹：环跳配风池和曲池。

自然站立（或侧卧，伸下足，屈上足），同侧手叉在腿臀上，四指在前，大拇指指腹所在位置即是该穴。

▶ **自我按摩**

同侧手叉在两侧腿臀上，四指在前，用大拇指指腹稍用力按摩。每次左右各按压3~5分钟。先左后右，或先按健侧，再按患侧。

程度	拇指压法	时间(分钟)
重		3~5

FENG SHI XUE
风市穴 中风瘫痪，有望行动自如

主治 中风半身不遂　下肢痿痹　遍身瘙痒

如果你或家人正受到风湿的困扰，或总感到腰腿酸疼，甚至常有肢体麻木的情况，这时不妨按揉风市穴，就能使症状得到缓解。关于风市穴的具体部位，《肘后备急方》云："在两髀外，可平倚垂手，直掩髀上，当中指头大筋上，捻之自觉好也。"《针灸玉龙经》云："在膝外廉上七寸，垂手中指尽处是穴。"据古代医书记载，这个穴位对"风痹疼痛，半身不遂，脚气，腰腿酸痛，两膝挛痛，足胫顽麻，足膝无力，尿床，浑身瘙痒"等疾患具有良好的疗效。近现代中医临床中，有经验的医生经常利用这个穴位治疗坐骨神经痛、股外侧皮神经炎、下肢瘫痪、荨麻疹、脚冷痹痛、风湿关节炎、膝腿酸软无力、腰重起坐困难等疾患。

命名：风，风气的意思；市，集市的意思；"风市"的意思是胆经经气在这个穴位散热冷缩后，化为水湿风气。本穴物质为环跳穴传来的天部凉湿水气，到达本穴后，凉湿水气进一步散热缩合变为天部的水湿云气，水湿云气由本穴的天部层次横向向外传输，此穴位就如同风气的集散之地，所以名为"风市"。

部位：属足胆经经脉的穴位，在人体大腿外侧的中线上，当腘横纹上7寸，或者直立垂手时，中指尖所在的部位。

主治：（1）坚持按摩这个穴位具有祛风湿、利腿足的作用；（2）按摩这个穴位对脚痛、腿膝酸痛、腰重起坐困难等病症具有特殊的疗效；（3）长期坚持按压这个穴位，能有效治疗下肢神经麻痹、脚气、股外神经炎、全身瘙痒、半身不遂等疾患；（4）配风池穴、大杼穴、大椎穴可治疗中心型类风湿。

自我取穴按摩法

① 直立（或者侧卧），手自然下垂，手掌轻贴大腿中线如同立正一样；
② 用中指的指腹垂直下压穴位，有酸、胀、麻的感觉；
③ 先左后右，每次两侧穴位各按揉1~3分钟，也可以两侧穴位同时按揉。

取穴 按摩

▶ **精确取穴**

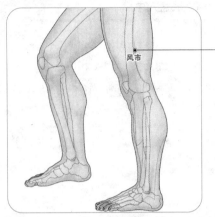

风市

位于大腿外侧部的中线上，腘横纹上7寸。

▶ **取穴技巧**

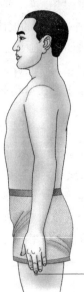

功用

运化水湿。

配伍治病

中心型类风湿：风市配风池、大杼和大椎。

直立（或侧卧），手自然下垂，手掌轻贴大腿中线如立正状，中指指腹所在位置即是该穴。

▶ **自我按摩**

以中指指腹垂直下压穴位，有酸、胀、麻的感觉。每次左右各按揉1～3分钟；先左后右，或两侧同时按揉。

程度	中指压法	时间(分钟)
重		1～3

阳辅穴

YANG FU XUE

增强您的腰肾功能

主治 关节疼痛 目外眦痛 缺盆穴中痛

腰肾功能不好的人会经常感到腰部虚冷，整日就好像坐在水中一样，而且膝下浮肿、筋紧，每个关节都很容易发生疼痛，且痛处不定。这时，按摩阳辅穴便能迅速缓解疼痛。关于这个穴位的具体位置，古代医书中有比较详细的介绍。《黄帝内经·灵枢·本输》云："（在）外踝之上，辅骨之前，及绝骨之端也。"《针灸甲乙经》云："在足外踝上四寸，辅骨前，绝骨端如前三分。"《黄帝内经·素问·刺腰痛论》，王冰注作"如后五分"。《针灸集成》云："在光明、悬钟二穴之中，微向外。"据古代医书记载，按摩此穴位可医治"寒热酸痛，四肢不举，腋下肿，瘰疬，喉痹，腰痛酸痹不仁，诸风，口苦，胁痛，头热如火，足冷如冰"等疾患。

命名：阳，指阳气；辅，辅佐的意思；"阳辅"的意思是胆经的水湿之气在此穴位吸热上行。本穴物质为悬钟穴外散而来的湿冷水气，到达本穴后，因受外界之热而升温上行。本穴具有辅佐胆经气血向上蒸升的作用，所以名"阳辅"。因为吸热后上行的阳气在本穴只是流行而过，动而不居，所以是胆经经穴。本穴物质为悬钟穴传来的凉湿水气，在本穴作吸热蒸升的变化，表现出火的炎上特征，所以在五行中属火。

部位：属足胆经经脉的穴位，在人体的小腿外侧，当外踝尖上4寸，腓骨前缘稍前方。

主治：（1）经常按摩这个穴位具有祛风湿、利筋骨、泻胆火的作用；（2）经常按摩这个穴位，对腰肾功能不佳、膝下浮肿、痉挛、关节疼痛、痛无常处等症状有特殊疗效；（3）坚持按摩这个穴位，对偏头痛、高血压、全身神经痛、下肢瘫痪、脚气等疾患具有良好的治疗作用。

自我取穴按摩法

① 正坐，垂足，身体稍向前俯，左手掌心向前，四指在内，大拇指在外，从脚跟上向前，抓住小腿的跟部；
② 用大拇指的指腹揉按穴位，有酸、胀、痛的感觉；
③ 先左后右，两侧穴位每次各揉按1~3分钟。

取穴　按摩

▶ **精确取穴**

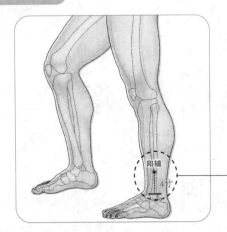

位于人体的小腿外侧，当外踝尖上4寸，腓骨前缘稍前方。

阳辅

4寸

▶ **取穴技巧**

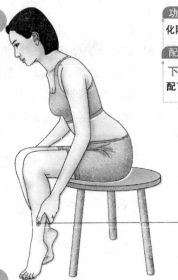

功用

化阳益气。

配伍治病

下肢痿痹瘫之足内翻畸形：阳辅配飞扬和金门。

正坐，垂足，稍向前俯身，用左手，掌心向前，四指在内，大指在外，由脚跟上向前，抓住小腿跟部，大拇指指腹所在位置即是该穴。

▶ **自我按摩**

用大拇指指腹揉按穴位，有酸、胀、痛的感觉。先左后右每次左右各揉按1~3分钟。

程度	拇指压法	时间(分钟)
重		1~3

第 12 章

足厥阴肝经经穴

足厥阴肝经循行路线不长，穴位不多，但是其作用也不可小觑，可以说它是护身卫体的"大将军"。它起于脚大趾内侧趾甲边缘，向上到脚踝，然后沿着腿的里侧向上走，循行在肾经和脾经的中间，最后到达肋骨边缘。《黄帝内经·灵枢·经脉》中有关于此经病候的记载："腰痛不可以俯仰，丈夫㿗疝，妇人少腹肿，甚则嗌干，面尘脱色。"近现代中医临床用于治疗胸胁、肝胆病症，热性病，神经系统病症，头侧部、眼、耳、咽喉部病症，以及本经脉所经过部位之病症。

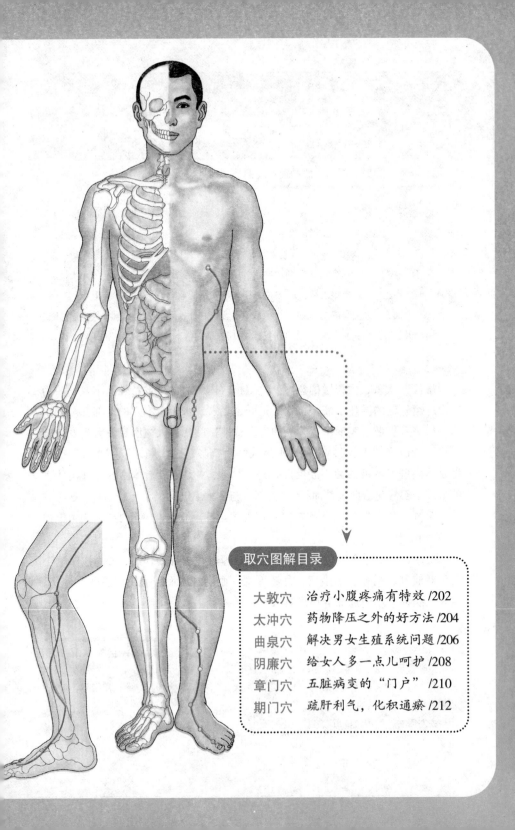

大敦穴 治疗小腹疼痛有特效

DA DUN XUE

主治 目眩 腹痛 肌肋痛 冷感症

据医典古籍记载，按大敦穴对治疗"昏厥、卒疝暴痛、脐腹痛、腹胀、小腹中热、石淋、尿血、小便难、遗尿、遗精、阴肿痛、囊缩、阴挺、崩漏、胁下若满、眩冒、善寐、目不欲视、卒心痛、太息、哕噫、大便秘结、癫狂、小儿惊风、手足拘急、足肿"等疾患具有良好的效果。关于这个穴位的具体位置，《黄帝内经·灵枢·本输》中说："足大指之端及三毛之中也。"《针灸甲乙经》云："去爪甲如韭叶及三毛中。"《针经摘英集》云："在足大指外侧端。"《针灸集成》云："足大指爪甲根后四分，节前。"女性遇到疝气引起的阴挺肿痛，男子遇到阴囊、小腹疼痛，这时只需按压这个穴位，就能起到很好的止痛、调理和医治作用。

命名：大敦，大树墩的意思，这里指穴内气血的生发特性。本穴物质为体内肝经外输的温热水液，本穴又是肝经之穴，水液由本穴的地部孔隙外出体表后蒸升扩散，表现出春天般的生发特性，就犹如大树墩在春天生发新枝一样，所以名"大敦"，也称"水泉穴""大训穴""大顺穴"。"水泉"的意思是体内肝经水液源源不断由此穴外输体表。"大顺"指体内肝经外出体表的水液全部气化后向天部而行。"大训"与"大顺"同义。

部位：属足肝经经脉的穴位，在人体足部，大趾（靠第2趾一侧）甲根边缘约0.1寸处。

主治：（1）这个穴位具有疏肝治疝、理血、清神的作用；（2）按摩这个穴位对疝气、阴缩、阴中痛、月经不调、血崩、尿血、癃闭、遗尿、淋疾、癫狂、痫症、小腹疼痛等病症具有良好的疗效。

自我取穴按摩法

① 正坐垂足，屈曲左膝，把左脚抬起放在座椅上；
② 用左手轻轻握住左脚的脚趾，四指在下，大拇指在上，大拇指弯曲，用指甲尖垂直掐按穴位，有刺痛的感觉；
③ 先左后右，两侧穴位每次各掐按3～5分钟。

取穴 按摩

▶ **精确取穴**

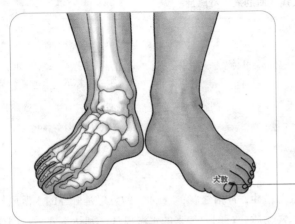

大敦

位于足大趾末节外侧,距趾甲角0.1寸。

▶ **取穴技巧**

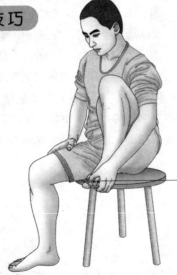

功用

生发风气。

配伍治病

癫狂和中风:大敦配内关和水沟;
梅核气:大敦配膻中、天突和间使。

正坐垂足,屈曲左膝,抬左足置于椅上,用左手轻握左脚趾,四指在下,弯曲大拇指,以指甲尖垂直掐按穴位即是。

▶ **自我按摩**

用大拇指指甲尖掐按穴位,有酸、胀、痛的感觉。先左后右每次左右各掐按3~5分钟。

程度	掐按法	时间(分钟)
轻		3~5

TAI CHONG XUE
太冲穴 药物降压之外的好方法

主治 目眩 腹痛 肌肋痛 冷感症

中医认为，肝为"将军之官"，主怒。人在生气发怒的时候，体内能量往往走的是肝经的路线。所以，人在生气发怒时，肝也会多多少少受到影响，作为肝经上的穴位，此时太冲穴就会出现异常现象，例如有压痛感，或温度、色泽发生变化，或对外界的温度更加敏感，甚或软组织的张力发生异常。因此，脾气不好、经常生气动怒的人，不妨多按摩一下太冲穴，能够有效化解心中的怒气，消除心胸的不适感。关于这个穴位的具体位置，《黄帝内经·灵枢·本输》云："行间上二寸陷者中也。"《针灸甲乙经》云："在足大指本节后二寸，或曰一寸五分，陷者中。"

命名：太，大的意思；冲，冲射之状；"太冲"的意思是肝经的水湿风气在此穴位向上冲行。本穴物质为行间穴传来的水湿风气，到达本穴后，因受热胀散，化为急风冲散穴外，所以名"太冲"，也名"大冲穴"。本穴物质为热胀的风气，在本穴为输出之状，所以是肝经腧穴，在五行中属土。

部位：属足肝经经脉的穴位，在足背侧，第1、2趾跖骨连接部位中。用手指沿蹲趾和次趾的夹缝向上移压，到能感觉到动脉的时候就是该穴位。

主治：（1）按摩该穴位具有平肝、理血、通络的作用，能使头痛、眩晕、高血压、失眠、肝炎等症状得到调理和缓解；（2）坚持按压这个穴位，对月经不调、子宫出血、乳腺炎、肾炎、肠炎、淋病、便秘等病症具有很好的改善作用。

自我取穴按摩法

① 正坐垂足，屈左膝，把脚举起放在座椅上，举起左手，手掌朝下，放在脚背上，中指弯曲，中指指尖所在的部位就是该穴；
② 用示指和中指的指尖从下往上垂直按揉，有胀、酸、痛感；
③ 先左后右，两侧穴位每次各揉按3~5分钟。

取穴　按摩

▶ 精确取穴

位于人体脚背部第1、2跖骨结合部之前凹陷处。

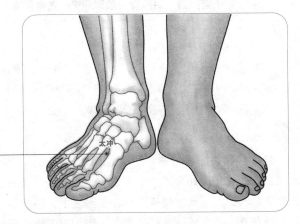

太冲

▶ 取穴技巧

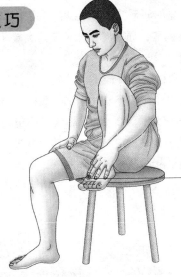

功用

平肝、理血、通络。

配伍治病

头痛、眩晕：太冲配合谷。

正坐，垂足，屈左膝，举脚置座椅上，举左手，手掌朝下置于脚背，弯曲中指，中指指尖所在的位置即是该穴。

▶ 自我按摩

以示指和中指指尖垂直由下往上揉按，有特殊胀、酸、疼痛的感觉。每次左右各按揉3～5分钟，先左后右。

程度	二指压法	时间(分钟)
轻		3～5

QU QUAN XUE

曲泉穴 解决男女生殖系统问题

主治 子宫脱垂 阴道炎 前列腺炎 遗精阳痿

中国民间流传着这样一首养生歌诀："痛经阴挺少腹痛，阴痒遗精苦难言。针灸按摩曲泉穴，治病疗疾又延年。"这首歌诀对曲泉穴的功效做了详实的描述。传统中医理论认为，曲泉穴是治疗痛经、少腹疼痛、子宫脱垂、阴道瘙痒、外阴痒痛、前列腺炎、遗精、膝关节疼痛、疝气、大腿内侧疼痛的常用穴位。经常按摩这个穴位，对上述症状具有明显的疗效。此外，长期坚持按摩这个穴位，还能养生保健，益寿延年。

命名：曲，隐秘的意思；泉，泉水的意思；"曲泉"的意思是肝经的水湿云气在此穴位处聚集。本穴物质为膝关穴传来的水湿之气，到达本穴后为聚集之状，大量水湿就像隐藏在天部之中，因此名"曲泉"。本穴为肝经气血的会合之处，所以是肝经合穴。因为本穴物质为肝经的水湿之气会合而成，性寒湿润下，表现出肝经气血的润下特征，所以在五行中属水。

部位：这个穴位在人体的膝内侧，屈膝时当膝关节内侧端，股骨内侧髁的后缘，半腱肌、半膜肌止端的前缘凹陷处。

主治：（1）经常按摩这个穴位，对月经不调、痛经、白带、阴挺、阴痒、产后腹痛、遗精、阳痿、疝气、小便不利、头痛、目眩、癫狂、膝膑肿痛、下肢痿痹等症状具有明显的疗效；（2）配丘墟穴、阳陵泉穴治疗胆道疾患，配肝俞穴、肾俞穴、章门穴、商丘穴、太冲穴治疗肝炎，配复溜穴、肾俞穴、肝俞穴治疗由肝肾阴虚引起的眩晕、翳障眼病，配支沟穴、阳陵泉穴治疗心腹疼痛、乳房胀痛、疝痛，配归来穴、三阴交穴治疗由肝郁气滞引起的痛经和月经不调。

自我取穴按摩法

① 屈膝正坐，手掌放在腿的外侧，大拇指放在膝盖上，四指并拢，放在膝内侧横纹端凹陷处，中指的指尖所在的部位就是该穴位；

② 四指并拢，从下往上按揉，有胀、酸、疼痛的感觉；

③ 两侧穴位先左后右，每次各按揉3~5分钟，也可以两侧穴位同时按揉。

取穴 按摩

▶ 精确取穴

位于膝关节内侧面横纹内侧端，股骨内侧髁的后缘，半腱肌、半膜肌止端的前缘凹陷处。

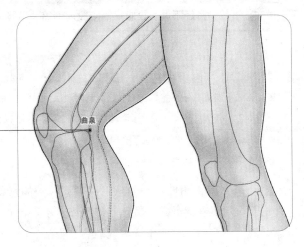

曲泉

▶ 取穴技巧

屈膝正坐，手掌置于腿的外侧，拇指置于膝盖上，四指并拢，置于膝内侧横纹端凹陷处，中指指尖所在的位置即是该穴。

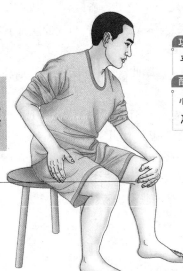

功用

平肝、理血、通络。

配伍治病

心腹疼痛：曲泉配支沟、阳陵泉。

▶ 自我按摩

四指并拢由下往上按揉，有特殊胀、酸、疼痛的感觉。每次左右各按揉3~5分钟，先左后右，或两侧同时按揉。

程度	四指压法	时间(分钟)
轻		3~5

阴廉穴 给女人多一点儿呵护

YIN LIAN XUE

主治 月经不调　少腹疼痛　股内侧痛　下肢挛急

此穴位名出自《针灸甲乙经》。明代汪机《针灸问对》云："阴廉穴，在羊矢下，气冲相去二寸。羊矢，气冲旁一寸，股内横纹有核见。"清代刘清臣《医学集成》云："阴廉，羊矢下斜里三分，直上去气冲二寸，动脉陷中。羊矢在阴旁股内，约纹缝中皮肉间，有核如羊矢相似。"《圣济总录》云："阴廉二穴，在羊矢下，去气冲二寸动脉中。治妇人绝产，若未经生产者，可灸三壮即有子；针入八分，留七呼。"可见，这个穴位对女性月经不调、不孕不育症有很好的疗效。

命名：阴，阴性水湿的意思；廉，收敛的意思；"阴廉"的意思是肝经的水湿风气在此处穴位散热吸湿冷缩。本穴物质为急脉穴扩而至的水湿风气，到达本穴后，这股水湿风气散热、吸湿、冷缩，并聚集在穴内。于是，本穴就如同肝经水湿的收纳之处，所以名"阴廉"。

部位：此穴位在人体大腿内侧，当气冲穴直下2寸，大腿根部，耻骨结节的下方，长收肌外缘。

主治：（1）经常按摩此穴位有调经止带、通利下焦的作用；（2）按摩这个穴位可以治疗生殖系统的疾病，对月经不调、赤白带下、阴部瘙痒、阴肿、疝痛等病症有改善、调理作用；（3）坚持按摩此穴位对少腹疼痛、腰腿疼痛、下肢痉挛等疾患具有明显疗效；（4）配曲骨穴、次髎穴、三阴交穴治疗由湿热下注引起的月经不调、白带多、阴门瘙痒、股癣等疾病，配肾俞穴、大赫穴、命门穴、太溪穴治疗女性不孕症、男子不育症，配委中穴、次髎穴、膀胱俞穴治疗膀胱炎、膀胱结石等疾患。

自我取穴按摩法

① 正立，两只手叉着胯部，四指并拢平贴在小腹部，小指刚好在大腿根部，大拇指位于大腿外侧，无名指指尖所在的部位就是这个穴位；

② 四指并拢，从下往上按揉，有胀、酸、疼痛的感觉；

③ 两侧穴位先左后右，每次按揉3～5分钟，也可以两侧穴位同时按揉。

取穴 按摩

▶ 精确取穴

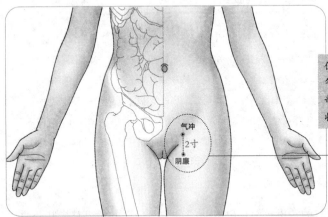

气冲

2寸

阴廉

位于人体的大腿内侧，当气冲穴直下2寸，大腿根部，耻骨结节的下方，长收肌的外缘。

▶ 取穴技巧

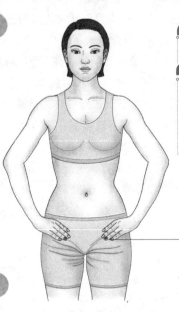

功用

收引水湿。

配伍治病

湿热下注之月经不调：阴廉配曲骨、次髎和三阴交；
膀胱炎、膀胱结石：阴廉配委中、次髎和膀胱俞。

正立，两手叉着胯部，四指并拢平贴于小腹部，小指刚好在大腿根部，拇指位于大腿外侧，无名指指尖所在的位置即是该穴。

▶ 自我按摩

四指并拢由下往上按揉，有特殊胀、酸、疼痛的感觉。每次左右各按揉3～5分钟，先左后右，或两侧同时按揉。

程度	四指压法	时间(分钟)
重		3～5

章门穴

ZHANG MEN XUE

五脏病变的"门户"

主治 胸瘀闷　胃痉挛　肝气郁结

《针灸甲乙经》云："腰痛不得转侧，章门主之。"《千金方》云："（章门）主饮食不化，入腹不出，热中不嗜食，苦吞而闻食臭，伤饱，身黄酸痛，羸瘦。"《类经图翼》云："（章门）主两胁积气如卵石，鼓胀肠鸣，食不化，胸胁痛。"《圣济总录》云："章门二穴，脾之募……治肠鸣盈盈然食不化，胁痛不得卧，烦热口干不嗜食，胸胁支满喘息，心痛，腰痛不得转侧，伤饱身黄羸瘦，贲豚腹肿脊强，四肢懈堕，善恐少气，厥逆肩臂不举……"上面这些记载详细说明了章门穴的功用。如果你遇到心胸郁闷、胀满、烦热、口干、不想吃东西、面黄肌瘦、身体虚弱、全身无力等情况，只需按揉这个穴位，就能使病情得到改善。

命名：章，大木材的意思；门，出入的门户；"章门"的意思是指肝经的强劲风气在此穴位风停气息。本穴物质为急脉穴传来的强劲风气，到达本穴后，此强劲风气风停气息，就如同由此进入了门户一样，所以名"章门"。

部位：属足肝经经脉的穴位，在人体的侧腹部，当第11肋游离端的下方。

主治：（1）按摩这个穴位对腹痛、腹胀、肠鸣、泄泻、呕吐、神疲肢倦、胸胁疼痛、黄疸、痞块、小儿疳积、腰脊疼痛等症状具有明显的疗效；（2）坚持按摩这个穴位，对肝气郁结、胃痉挛、肝脾肿大、肝炎、肠炎、泄泻等疾患具有治疗、调理和改善作用；（3）配足三里穴治疗荨麻疹、组织胺过敏症，配天枢穴、脾俞穴、中脘穴、足三里穴治疗由肝脾不和引起的腹胀、痞块、胁痛、泄泻、消瘦等症状，配肾俞穴、肝俞穴、水道穴、京门穴、阴陵泉穴、三阴交穴、阳谷穴、气海穴治疗肝硬化腹水、肾炎。

自我取穴按摩法

①正坐或仰卧，两只手的手掌心向下，指尖朝下放在双乳下，肋骨上；
②用大拇指、示指直下掌根处像鱼一样的肉厚处（即鱼际），揉按穴位，并有胀痛的感觉；
③左右两侧穴位每次揉按1~3分钟，也可以两侧穴位同时按揉。

取穴 按摩

▶ 精确取穴

位于人体的侧腹部，当第11肋游离端的下方。

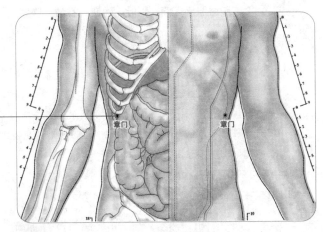

▶ 取穴技巧

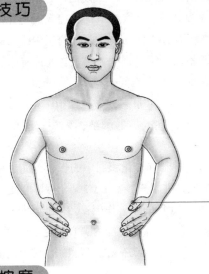

功用
降浊固土。

配伍治病
荨麻疹：章门配足三里；
肝脾不和之腹胀：章门配天枢、脾俞、中脘和足三里。

正坐或仰卧，双手掌心向下，指尖朝下，放在双乳下，肋骨上，大拇指鱼际所按穴位即是该穴位。

▶ 自我按摩

用大拇指揉按穴位，有胀痛的感觉。每次左右各（或双侧同时）揉按1～3分钟。

程度	拇指压法	时间（分钟）
轻		1～3

期门穴
QI MEN XUE
疏肝利气，化积通瘀

主治 胸胁胀满疼痛 呕吐 呃逆 吞酸 腹胀

《针灸甲乙经》云："（期门穴为）足太阳、厥阴、阴维之会。"《千金方》云："（期门穴）主喘逆卧不安；咳，胁下积聚。"《铜人腧穴针灸图经》云："（期门穴）治胸中烦热，贲豚上下，目青而呕，霍乱泻痢，腹坚硬，大喘不得安卧，胁下积气。"《针灸大成》云："胸连胁痛，期门、章门、丘墟、行间、涌泉（主之）。"《圣济总录》云："期门二穴……治胸中烦热，贲豚上下，目青而呕，霍乱泻痢，腹坚硬，大喘不得安卧，胁下积气，女子产后余疾，食饮不下，胸胁支满，心中切痛善噫……"上述记录详细说明了期门穴的作用。如果你经常因为琐事不顺而动气，或者因为气候变化气郁不舒，按压这个穴位可以很好地缓解不适情绪。

命名：期，期望、约会；门，出入的门户；"期门"是指天之中部的水湿之气从此穴位输入肝经。本穴为肝经最上穴，下部章门穴无物外传，使得本穴处于气血物质的空虚状态。但是，本穴因位于人体前正中线及侧正中线的中间位置，既不阴又不阳，既不高也不低，既无热气在此冷降，也无经水在此停驻，所以，作为肝经募穴，尽管穴内气血空虚，却募集不到气血物质，只有期望等待，因此名"期门"，也称"肝募穴"。

部位：属足肝经经脉的穴位，在人体的胸部，乳头直下处，与巨阙穴齐平。

主治：（1）按摩此穴位有疏肝利气、化积通瘀的作用，能治疗肋间神经痛、肝炎、肝肿大、胆囊炎、胸胁胀满等疾病；（2）坚持按摩此穴位，对腹胀、呕吐、乳痛等症状具有很好的缓解、改善作用；（3）配肝俞穴、膈俞穴有疏肝、活血、化瘀的作用，能治疗胸胁胀痛，配内关穴、足三里穴有和胃降逆的作用，能治疗呃逆，配阳陵泉穴、中封穴有舒肝利胆的作用，能治疗黄疸。

自我取穴按摩法

① 正坐或仰卧，举起双手，手掌心向下，指尖相对，放在双乳下，肋骨上；

② 用大拇指和示指直下掌根处（鱼际）按揉穴位，有胀痛的感觉；

③ 左右两穴位每次按揉1～3分钟，或者两侧穴位同时按揉。

取穴　按摩

▶ 精确取穴

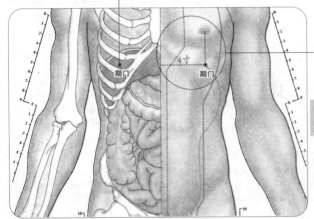

第6肋间隙。

4寸

期门

期门

当乳头直下，前正中线旁开4寸。

▶ 取穴技巧

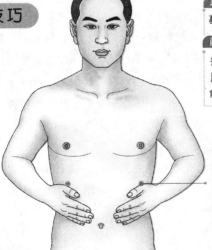

功用

募集天之中部的水湿风气。

配伍治病

疝气：期门配大敦；
胆囊炎、胆结石：期门配肝俞、公孙、中脘和太冲。

正坐，举双手，掌心向下，指尖相对，放在双乳下，肋骨上，大拇指、示指直下掌根处的鱼际所按穴位即是该穴位。

▶ 自我按摩

用大拇指和示指直下掌根处（鱼际）揉按穴位，有胀痛的感觉。每次左右各（或双侧同时）揉按1~3分钟。

程度	拇指压法	时间(分钟)
轻		1~3

第 **13** 章

督脉经穴

　　督脉是人体奇经八脉之一。督脉总督一身之阳经，六条阳经都与督脉交会于大椎。督脉有调节阳经气血的作用，故被称为"阳脉之海"。督脉主生殖机能，特别是男性生殖机能。督脉起于胞中，下出会阴，后行于腰背正中，循脊柱上行，经项部至风府穴，进入脑内，再回出上至头项，沿头部正中线，经头顶、额部、鼻部、上唇，到唇系带处。该经脉发生的病变主要表现为脊柱强直、角弓反张、头重痛、项强、眩晕、癫痫、癃闭、遗溺、痔疾、妇女不孕等。

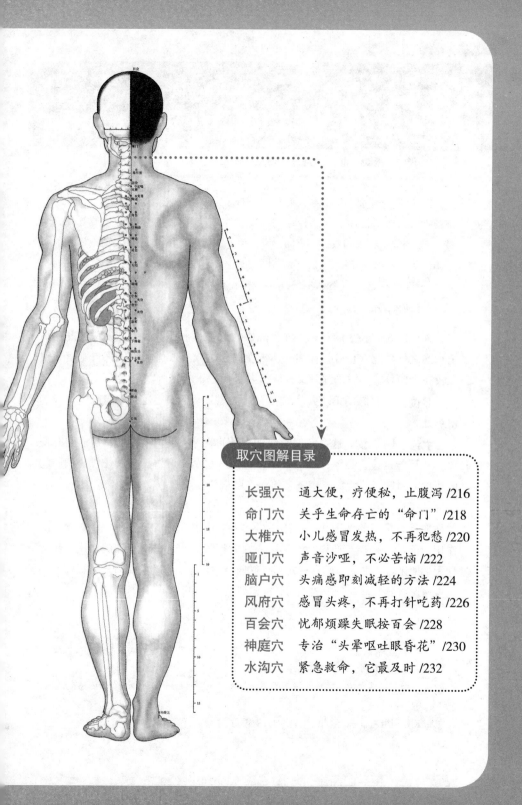

CHANG QIANG XUE
长强穴　通大便，疗便秘，止腹泻

主治　肠炎　腹泻　痔疮　便血　脱肛

很多人都受到过便秘的困扰，尤其是长时间坐办公室、缺乏运动的人。长强穴能促进直肠的收缩，使大便通畅，对人体内部肠胃排毒具有很好的调理作用。因此，只要每天坚持按摩长强穴，就可以有效解除便秘的困扰。关于此穴，《针灸聚英》云："长强，足少阴、少阳结会，督脉别走任脉。"《铜人腧穴针灸图经》云："（长强）针入三分，抽针以太痛为度……灸，然不及针。"《类经图翼》云："一经验治少年注夏羸瘦，灸此最效。"由此可见长强穴的重要作用。

命名：长，长久的意思；强，强盛的意思；"长强"是指胞宫中的高温高压水湿之气由此穴位外输体表。本穴为督脉之穴，其气血物质来自胞宫，温压较高，向外输出时既强劲又饱满，并且源源不断，所以名"长强"。

部位：属督脉的第一穴位，在人体的尾骨端下，当尾骨端与肛门连线的中点处。

主治：（1）按摩这个穴位能促进直肠的收缩，使大便畅通，从而治疗便秘，并且能迅速止腹泻；（2）长期坚持按压这个穴位，具有通任督、调肠腑的作用，对肠炎、腹泻，痔疮、便血、脱肛等疾患具有良好的治疗效果；（3）坚持按压这个穴位，对阴囊湿疹、引产、阳痿、精神分裂、癫痫、腰神经痛等病症具有很好的调理和改善作用；（4）配承山穴有清热通便、活血化瘀的作用，能治疗痔疾、便秘，配小肠俞穴有行气通腑、分清泌浊的作用，能治疗大小便困难、淋症，配身柱穴有行气通督的作用，能治疗脊背疼痛，配百会穴有通调督脉、益气升阳的作用，能治脱肛、头昏。

自我取穴按摩法

① 正坐，上身前俯，左手伸到臀后；
② 中指用力揉按穴位，便秘、腹泻或痔疮患者会感到酸胀，同时会感觉酸胀感向体内和四周扩散；
③ 每天分别用左右手各揉按1～3分钟，先左后右。

取穴　按摩

▶ 精确取穴

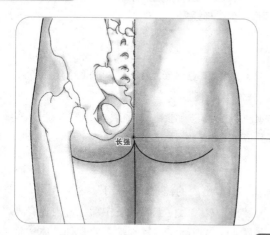

长强

位于人体的尾骨端下，当尾骨端与肛门连线的中点处。

▶ 取穴技巧

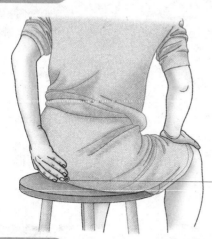

功用
向体表输送阳热之气。

配伍治病
痔疮：长强配二白、阴陵泉、上巨虚和三阴交；
脱肛、痔疮：长强配二白和百会。

正坐，上身前俯，伸左手至臀后，中指所在的位置即是该穴位。

▶ 自我按摩

以中指和示指用力揉按穴位，会有酸胀的感觉向内里以及四周扩散。每次用左右手各揉按1~3分钟，先左后右。

程度	二指压法	时间(分钟)
轻		1~3

命门穴 关乎生命存亡的"命门"

MING MEN XUE

主治 腰痛　腰扭伤　坐骨神经痛

《黄帝内经》载，雷公问岐伯：十二经各有一主，主在何经？岐伯答：肾中之命门为十二经之主也……人非火不生，命门属火，先天之火也……人身先生命门而后生心……十二经非命门不生……故心得命门，而神明应物也；肝得命门，而谋虑也；胆得命门，而决断也；胃得命门，而受纳也；脾得命门，而转输也；肺得命门，而治节也；大肠得命门，而传导也；小肠得命门，而布化也；肾得命门，而作强也……是十二经为主之官，而命门为十二官之主……这段话形象地概括了命门穴的重要作用。

命名： 命，人的根本；门，出入的门户；"命门"指人体脊骨中的高温高压阴性水液由此穴外输督脉。本穴因位于腰背正中部位，内连脊骨，在人体重力场中位置低下，脊骨内的高温高压阴性水液由此穴外输体表督脉，本穴外输的阴性水液有维系督脉气血流行不息的作用，是人体生命之本，故称"命门"，也称"属累穴""精官穴"。

部位： 属督脉的穴位，在人体腰部，当后正中线上，第2腰椎棘突下凹陷处，用指压时有强烈的压痛感。

主治：（1）按摩此穴对肾气不足、精力衰退有固本培元的作用，对腰痛、腰扭伤、坐骨神经痛有明显疗效；（2）经常按摩此穴能治疗阳痿、遗精、月经不调、头痛、耳鸣、四肢逆冷等疾患；（3）坚持按压此穴能治小儿遗尿；（4）配肾俞穴能调补肾气，可治肾虚溺多、腰酸背疼，配肾俞穴、气海穴、然谷穴能补益肾气、固涩精关，能治阳痿、早泄、滑精，配天枢穴、气海穴、关元穴能温肾健脾，可治肾泄、五更泄。

自我取穴按摩法

① 正坐或俯卧，两手伸到腰背后，大拇指在前，四指在后；
② 用左手中指的指腹按住穴位，右手中指的指腹压在左手中指的指甲上；
③ 双手中指同时用力揉按穴位，有酸、胀，疼痛的感觉；
④ 左右手中指轮流在下按揉穴位，先左后右，每次揉按3～5分钟。

取穴　按摩

▶ **精确取穴**

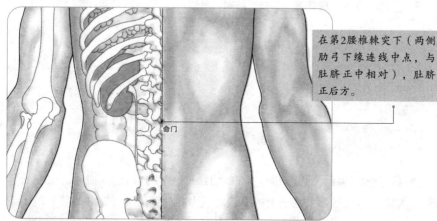

命门

在第2腰椎棘突下（两侧肋弓下缘连线中点，与肚脐正中相对），肚脐正后方。

▶ **取穴技巧**

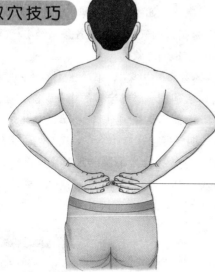

功用

接续督脉气血。

配伍治病

遗精、早泄：命门配肾俞和太溪；
破伤风抽搐：命门配百会、筋缩和腰阳关。

正坐，伸两手至背腰后，大指在前，四指在后。左右手中指指腹所在位置的穴位即是该穴。

▶ **自我按摩**

双手中指同时用力揉按穴位，有酸、胀、疼痛的感觉。每次左右手中指在下各揉按3~5分钟，先左后右。

程度	中指折叠法	时间(分钟)
重		3~5

DA ZHUI XUE
大椎穴 小儿感冒发热，不再犯愁

主治 感冒 肩背痛 头痛 咳嗽 气喘

《针灸甲乙经》云，此穴位是"三阳、督脉之会"；《类经图翼》云："又治颈瘿，灸（大椎穴）百壮，及大椎两边相去各一寸半少垂下，各三十壮。"《千金方》云："凡灸疟者，必先问其病之所先发者先灸之。从头项发者，于未发前预灸大椎尖头，渐灸过时止；从腰脊发者，灸肾俞百壮；从手臂发者，灸三间。"不论患了风寒感冒，还是身体其他病变引起的高烧不退，父母都非常担心孩子"烧"坏了脑袋，留下严重的后遗症。此时，刮按孩子的大椎穴即可迅速退烧。

命名：大，多的意思；椎，捶击之器，这里指穴内的气血物质实而非虚。"大椎"的意思是手足三阳的阳热之气由此处汇入本穴，并与督脉的阳气上行头颈。本穴物质一为督脉陶道穴传来的充足阳气，二为手足三阳经外散于背部的阳气，穴内的阳气充足满盛，如椎一样坚实，故名"大椎"，也称"百劳穴""上杼穴"。"百劳"是指穴内气血为人体各条阳经上行气血汇聚而成。"上杼"是指穴内气血为坚实饱满之状。

部位：属督脉的穴位，位于人体背部正中线上，第7颈椎棘突下凹陷中。

主治：（1）按摩这个穴位有解表通阳、清脑宁神的作用，能快速退烧；（2）按摩这个穴位能治疗感冒、肩背痛、头痛、咳嗽、气喘、中暑、支气管炎、湿疹、血液病等疾患；（3）长期坚持按摩和针灸这个穴位，还能有效治疗体内寄生虫病、扁桃腺炎、尿毒症等；（4）配腰俞穴有通督行气、清热截疟的作用，能治疟疾，配合谷穴、中冲穴有解表泻热的作用，能治伤寒发热、头昏，配长强穴有通调督脉的作用，能治脊背强痛。

自我取穴按摩法

① 正坐或俯卧，左手伸到肩后反握对侧颈部，虎口向下，四指扶右侧颈部，指尖向前；

② 大拇指的指尖向下，用指腹或指尖揉按穴位，有酸痛和胀麻的感觉；

③ 两侧穴位先左后右，每次各揉按1～3分钟；

④ 或者请他人屈起示指，或者用刮痧板，帮助刮擦穴位，效果更好。

取穴 按摩

▶ 精确取穴

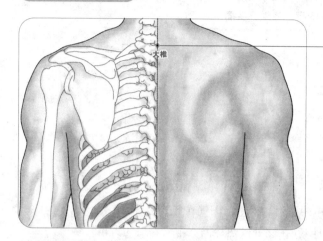

大椎

位于人体的颈部下端，当第7颈椎棘突下凹陷处。

▶ 取穴技巧

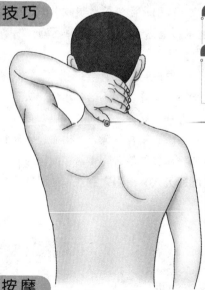

功用
益气壮阳。

配伍治病
虚损、盗汗、劳热：大椎配肺俞；
预防流脑：大椎配曲池。

正坐或俯卧，伸左手由肩上反握对侧颈部，虎口向下，四指扶右侧颈部，指尖向前，大拇指指腹所在位置的穴位即是该穴。

▶ 自我按摩

大拇指指尖向下，用指腹（或指尖）揉按穴位，有酸痛、胀麻的感觉。每次左右各揉按1～3分钟，先左后右。

程度	拇指压法	时间(分钟)
轻		1～3

YA MEN XUE
哑门穴 声音沙哑，不必苦恼

主治 舌缓不语 喑哑 头重 头痛

老师们站在讲台上讲课，如果发音的方法不正确，时间一久，嗓子就会变得沙哑；领导们开会讲话，如果时间太长，也会口干舌燥，嗓子发痒；还有其他种种因素都可能导致嗓子不舒服。此时只需按摩哑门穴，就能使症状得到缓解。需要注意的是，这个穴位很特殊，如果按摩或针灸的方法不对，不但不能治病，反而可能引起失声等后遗症，因此，我们自己在按摩这个穴位时一定要谨慎。《针灸甲乙经》载，哑门穴是"督脉、阳维之会"，并说它"不可灸，灸之令人喑"；《圣济总录》云："脑后哑门穴，不可伤，伤即令人哑。宜针人中、天突二穴，可二分。"《针灸大成》云：哑门，"仰头取之"。

命名：哑，发不出声的意思，这里指阳气在此开始衰败；门，出入的门户；"哑门"的意思是督阳气在此处散热冷缩。本穴物质为大椎穴传来的阳热之气，到达本穴后，因其热散而收引，阳气的散热收引太过则使人不能发声，因此名"哑门"，即失语之意，也称"舌厌穴""横舌穴""舌黄穴""舌肿穴"。

部位：位于项部，当后发际正中直上0.5寸，第1颈椎下。

主治：（1）按摩这个穴位能有效治疗舌缓不语、喑哑、头重、头痛、颈项强急、脊强反折、中风尸厥、癫狂、痫症、瘈疭、衄血、重舌、呕吐等疾患；（2）坚持按摩这个穴位，对失眠、精神烦躁、鼻出血、瘫痪具有明显疗效；（3）配关冲穴有通阳开窍的作用，能治舌强不语，配风府穴、合谷穴有醒脑开窍的作用，能治喑哑，配通天穴、跗阳穴有散寒祛湿的作用，能治头重和头痛。

自我取穴按摩法

① 正坐，左手伸到颈后，放在后脑处，手掌心向头，扶住后脑勺，四指的指尖向头顶，大拇指的指腹所在的部位就是这个穴位；

② 大拇指的指尖向下，用指腹或者指尖按揉穴位，有酸痛和胀麻的感觉；

③ 先用左手，后用右手，分别按揉穴位，每次按揉3~5分钟。

取穴 按摩

▶ 精确取穴

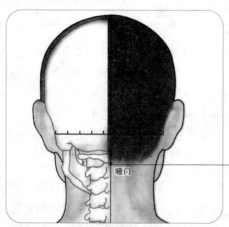

位于项部，当后发际正中直上0.5寸，第1颈椎下。

哑门

▶ 取穴技巧

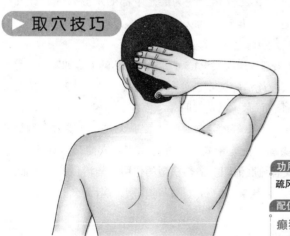

正坐，伸左手过颈，置于后脑处，掌心向头，扶住后脑勺，四指指尖向头顶，拇指指腹所在的穴位即是该穴。

功用

疏风通络，开窍醒脑。

配伍治病

癫狂、癫痫：哑门配百会、人中、丰隆和后溪；

中风失语、不省人事：哑门配风池和风府。

▶ 自我按摩

大拇指指尖向下，用指腹（或指尖）揉按穴位，有酸痛、胀麻的感觉。每次左右各揉按3～5分钟，先左后右。

程度	拇指压法	时间(分钟)
轻		3～5

NAO HU XUE
脑户穴 头痛感即刻减轻的方法

主治 头重 头痛 面赤 目黄 眩晕

超负荷工作、心理负担、身体患病，常让人感到头痛。此时，可按摩脑户穴，能有效缓解头痛。《针灸甲乙经》云，这个穴位是"督脉、足太阳之会"；《黄帝内经·素问》云："刺头中脑户，入脑立死。"《针灸聚英》引《铜人腧穴针灸图经》云："禁灸，灸之令人哑；或灸七壮，妄灸令人喑。"上面这些描述说明了此穴的性质和意义，也提到了它的特殊性。因此，我们在利用这个穴位治疗疾患时一定要特别小心，如果不小心刺中脑户穴下的脑髓，病人会立刻死亡。

命名：脑，大脑的意思；户，出入的门户。"脑户"指督脉气血在此变为天之下部的水湿云气。本穴物质为风府穴传来的水湿风气和膀胱经外散而至的寒湿水气，到达本穴后，二气相合变为天之下部的水湿云气，此气能随人体所受风寒冷降归地并入于脑，所以名"脑户"，也称"匝风""会额""合颅""仰风""会颅""迎风"。

部位：这个穴位在人体头部，风府穴上1.5寸，枕外隆凸的上缘凹陷处。

主治：（1）按摩这个穴位能治疗头晕、项强、失音、癫痫；（2）坚持按摩这个穴位，对头重、头痛、面赤、目黄、眩晕、面痛、暗哑、项强、癫狂痫症、舌本出血、瘿瘤等疾患有良好的疗效；（3）配通天穴、脑空穴有行气祛湿的作用，能治头重、头痛，配人中穴、太冲穴、丰隆穴能治癫狂痫症，配胆俞穴、意舍穴、阳纲穴有疏肝泄胆、清热祛湿的作用，能治目黄、胁痛、食欲不振，配通天穴、消泺穴、天突穴有行气散结的作用，能治瘿瘤。

自我取穴按摩法

① 正坐，两手伸过颈项，放在后脑处，手掌心向头，扶住后脑勺，四指的指尖向头顶，大拇指的指腹所在的部位就是这个穴位；

② 大拇指的指尖相互叠加向下，用指腹或指尖按揉穴位，有酸痛、胀麻的感觉；

③ 分别用两手轮流按揉穴位，先左后右，每次按揉3～5分钟。

取穴 按摩

▶ 精确取穴

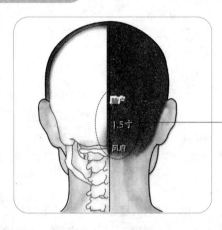

位于人体的头部，风府穴上1.5寸，枕外隆凸的上缘凹陷处。

脑户

1.5寸

风府

功用

降浊升清。

配伍治病

头重痛：脑户配通天和脑空；
癫狂痫症：脑户配人中、太冲和丰隆。

▶ 取穴技巧

正坐，伸两手过颈，置于后脑处，掌心向头，扶住后脑勺，四指指尖向头顶，拇指指腹所在的穴位即是该穴。

▶ 自我按摩

大拇指相互叠加向下，用指腹（或指尖）揉按穴位，有酸痛、胀麻的感觉。先左后右，每次左右手各揉按3~5分钟。

程度	拇指压法	时间(分钟)
重		3~5

风府穴

FENG FU XUE

感冒头疼，不再打针吃药

主治 头痛 眩晕 中风舌缓 暴瘖不语

如果患上风寒感冒，头痛发烧，或后脑疼痛、颈项肩背僵硬、头不能回顾，只要按压风府穴，就能很快止痛。《针灸甲乙经》云，此穴位是"督脉、阳维之会"；《针灸聚英》云："项后入发际一寸，大筋内宛宛中。疾言其肉立起，言休立下。"《资生经》云："风府者，伤寒所自起，壮人以毛裹之；南人怯弱者，亦以帛护其项。"《铜人腧穴针灸图经》云：风府穴，"禁不可灸。不幸，使人失喑。"《扁鹊心书》云："但此穴入针，人即昏倒，其法向右耳入三寸，则不伤大筋而无晕，乃千金妙法也。"这些描述既指出了此穴位的性质，也指明了它的特殊性。因此，我们在使用这个穴位治疗疾病时一定要小心谨慎。

命名：风，指穴内气血为风气；府，府宅的意思；"风府"是指督脉之气在此吸湿化风。本穴物质为哑门穴传来的天部阳气，至本穴后，此气散热吸湿，并化为天部横行的风气。本穴为天部风气的重要生发之源，所以名"风府"，也称"舌本穴""鬼穴"。

部位：属督脉的穴位，位于人体的后颈部，当后发际正中直上1寸，枕外隆凸直下，两侧斜方肌之间凹陷处。

主治：（1）按摩这个穴位能治疗头痛、眩晕、暴瘖不语、咽喉肿痛、感冒、发热；（2）坚持按压这个穴位，对癫狂、痫症、癔症、中风不语、悲恐惊悸、半身不遂、眩晕、颈项强痛、目痛、鼻出血具有良好的疗效；（3）配风市穴有疏风通络的作用，治疗伤寒感冒，配肺俞穴、太冲穴、丰隆穴有理气解郁的作用，治疗狂躁奔走烦乱欲死。

自我取穴按摩法

① 正坐或俯卧，两只手伸到颈后，放在后脑处；

② 手掌心向头，扶住后脑勺，左手在下，四指的指尖向头顶，大拇指的指尖向下按住穴位；右手在左手上，右手大拇指的指腹按在左手大拇指的指甲上；

③ 双手的大拇指从下往上用力揉按，有酸痛的感觉；

④ 左右两手的大拇指轮流在下揉按，先左后右，每次揉按1～3分钟。

取穴 按摩

▶ 精确取穴

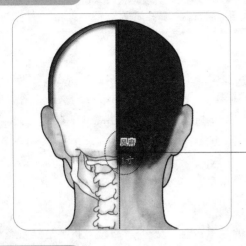

当后发际正中直上1寸，枕外隆凸直下，两侧斜方肌之间凹陷处。

▶ 取穴技巧

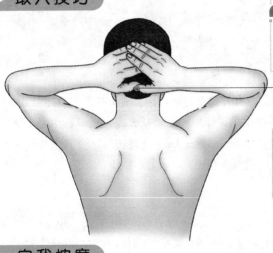

功用

清热散风，通关开窍。

配伍治病

伤寒感冒：风府配风市；
癫狂、多言：风府配肺俞、太冲和丰隆。

正坐或俯卧，伸左手过颈，置于后脑处，掌心向头，扶住后脑勺，四指指尖向头顶，大拇指指尖所在位置的穴位即是该穴。

▶ 自我按摩

大拇指指尖相互叠加向下，用指腹（或指尖）揉按穴位，有酸痛、胀麻的感觉。先左后右每次揉按1～3分钟。

程度	拇指压法	时间(分钟)
重		1～3

百会穴 BAI HUI XUE

忧郁烦躁失眠按百会

主治 高血压 中风失语 脑贫血 鼻孔闭塞

如果你长期感到忧郁不安、情绪不佳、头昏、脑涨、胸闷、失眠，只需按压这个穴位，就能起到很好的调理作用。此穴位名首现于《针灸甲乙经》，属督脉，别名"三阳五会"。《采艾编》云："三阳五会，五之为言百也。"意思就是说人体百脉于此处交会。由于是百脉之会的地方，自然也是百病所主的地方，因此这个穴位可以治疗很多疾病，也是中医临床中常用的穴位之一。《圣济总录》云："凡灸头顶，不得过七壮，缘头顶皮薄，灸不宜多。"《普济方》云："北人始生子，则灸此穴，盖防他日惊风也。"《类经图翼》云："若灸至百壮，停三五日后绕四畔，用三棱针出血，以井花水淋之，令气宣通，否则恐火气上壅，令人目暗。"这些描述指明了这个穴位的性质，也说明了它的特殊性。

命名：百，数量词，多的意思；会，交会。"百会"指手足三阳经及督脉的阳气在此交会。本穴在人的头顶，是人的最高处，因此人体各经上传阳气都交会于此，所以名"百会"，也称"顶中央穴""三阳五会穴""天满穴""天蒲穴""三阳穴""五会穴""巅上穴"。

部位：属督脉的穴位，位于人体头部，在头顶正中线与两耳尖端连线的交点处。

主治：（1）按摩这个穴位具有开窍宁神的作用，能治疗失眠、神经衰弱；（2）坚持按压这个穴位有平肝熄风的作用，能治疗头痛、眩晕、休克、高血压、中风失语、脑贫血、鼻孔闭塞等疾患；（3）坚持按压这个穴位有升阳固脱的作用，能治疗脱肛、子宫脱垂等疾患。

自我取穴按摩法

① 正坐，举起双手，张开虎口，大拇指的指尖碰触耳尖，手掌心向头，四指朝上；
② 双手的中指在头顶正中相碰触；
③ 先将左手的中指按压在穴位上，再将右手的中指按在左手中指的指甲上；
④ 双手的中指交叠，同时向下用力揉按穴位，有酸胀、刺痛的感觉；
⑤ 每次揉按1~3分钟。

取穴 按摩

▶ 精确取穴

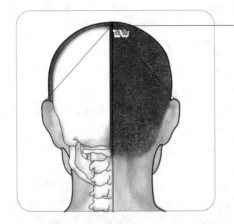

位于头部，当前发际正中直上5寸，或两耳尖连线中点处。

▶ 取穴技巧

正坐，举双手，虎口张开，大拇指指尖碰触耳尖，掌心向头，四指朝上，双手中指在头顶正中相碰触，所在穴位即是该穴。

功用

升阳举陷、益气固脱。

配伍治病

中风失音不能言语：百会配天窗；
小儿脱肛：百会配长强和大肠俞。

▶ 自我按摩

先左手中指按压在穴位上，右手中指按在左手中指指甲上，双手中指交叠，同时向下用力揉按穴位，有酸胀、刺痛的感觉。每次各揉按1~3分钟。

程度	二指压法	时间(分钟)
轻		1~3

神庭穴 专治"头晕呕吐眼昏花"

SHEN TING XUE

主治　头晕　呕吐　眼昏花

　　在中医古籍中，有"头晕呕吐眼昏花，神庭一针病如抓"的歌诀。如果你患了重感冒，或者遇到晕车、晕船、头昏、呕吐、眼昏花等情况，及时按摩神庭穴，就可以有效缓解或祛除不适症状。《针灸甲乙经》云，此穴位为"督脉、足太阳、阳明之会"；《普济方》云："岐伯曰：凡欲疗风，勿令灸多，缘风性轻，多则伤，宜灸七壮至二十壮；禁针，针即发狂。"《类经图翼》云："（神庭穴）灸三壮，禁刺，刺之令人癫狂、目失明。"

　　命名：神，天部之气的意思；庭，庭院的意思，这里指聚散之所；"神庭"的意思是督脉的上行之气在此聚集。本穴物质为来自胃经的热散之气和膀胱经的外散水湿，在本穴为聚集之状，本穴如同督脉天部气血的会聚之地，所以名"神庭"，也称"天庭穴"。因为本穴物质主要为足阳明提供的湿热水气和足太阳提供的外散水湿，所以是足太阳、足阳明之交会处。

　　部位：属督脉的穴位，在人体头部，当前发际正中直上0.5寸处。

　　主治：（1）按摩这个穴位能治疗头晕、呕吐、眼昏花等症状；（2）按摩这个穴位能治疗鼻流清涕、急性鼻炎、泪腺炎、惊悸不得安寐等疾患；（3）坚持按摩这个穴位，对前额的神经痛、失眠、癫痫等病症具有很好的调节改善作用；（4）配上星穴、肝俞穴、肾俞穴、百会穴有补益肝肾、滋阴明目的作用，能治疗雀目、目翳，配攒竹穴、迎香穴、风门穴、合谷穴、至阴穴、通谷穴有宣肺利窍、疏风清热的作用，能治疗鼻衄清涕出，配兑端穴、承浆穴有醒脑开窍、调阴和阳的作用，能治疗癫疾呕沫。

自我取穴按摩法

① 正坐或仰卧，双手举过头，手掌心朝下，手掌放松，自然弯曲，手指尖下垂，约呈瓢状，中指指尖触碰的部位就是该穴位；

② 左右手中指指尖垂直相并放在穴位上，指甲或指背轻触；

③ 用双手中指的指尖揉按穴位，或者用指甲尖掐按穴位；

④ 每次揉按3～5分钟。

取穴　按摩

▶ 精确取穴

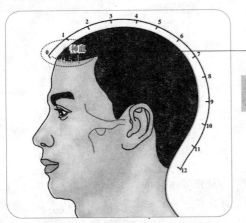

位于人体的头部，当前发际正中直上0.5寸。

▶ 取穴技巧

正坐，举双手过头，掌心朝下，手掌放松，自然弯曲，指尖下垂，约呈瓢状。中指指尖触碰处穴位即是该穴。

功用

清头散风，镇静安神。

配伍治病

目泪出：神庭配行间；

中风不语：神庭配囟会。

左右手中指指尖垂直，相并置于穴位上，指背轻触，用双手中指指尖揉按（或指甲尖掐按），每次揉按3～5分钟。

程度	中指压法	时间(分钟)
重		3～5

水沟穴

SHUI GOU XUE

紧急救命，它最及时

主治 休克 昏迷 中暑 颜面浮肿

如果有人突然因心脏病发作，或缺氧，或中风而眩晕、昏迷、不省人事，只需用指甲尖稍稍用力掐按患者的水沟穴，就能对患者进行急救，所以这个穴位被认为是祖国传统医学中的急救要穴。关于此穴位的功用，《针灸甲乙经》云："督脉、手足阳明之会。"《铜人腧穴针灸图经》云："风水面肿，针此一穴，出水尽即顿愈。"《类经图翼》云："千金方云：此穴为鬼市，治百邪癫狂，此当在第一次下针。凡人中恶，先掐鼻下是也。鬼击卒死者，须即灸之。"

命名：水，指穴内物质为地部经水；沟，水液的渠道；"水沟"的意思是督脉的冷降水液在此循地部沟渠下行。本穴物质为素髎穴传来的地部经水，在本穴的运行为循督脉下行，本穴的微观形态如同地部的小沟渠，所以名"水沟"，也称"人中""鬼客厅""鬼宫""鬼市""鬼排"。"人中"指本穴位在头面天、地、人三部中的人部，即鼻唇沟中部。"鬼客厅"指穴内气血为来自天部之气的冷降水液。本穴位处督脉，督脉气血以阳气为主，地部经水稀少，本穴气血则为地部经水，地部经水如同督脉气血的宾客一般，所以名"鬼客厅"。

部位：属督脉的穴位，位于头面上唇中部，人中沟的上1/3与中1/3的交点，用指压时有强烈的压痛感。

主治：（1）按摩这个穴位具有开窍清热、宁神志、利腰脊的作用，能治疗休克、昏迷、中暑、颜面浮肿、晕车、晕船、失神、急性腰扭伤等疾患；（2）坚持按摩这个穴位，对口臭、口眼部肌肉痉挛等疾患具有很好的调理作用；（3）坚持按摩此穴位，能有效治疗癫狂、小儿惊风、中风昏迷、牙关紧闭、口眼㖞斜、瘛症、精神分裂症等。

自我取穴按摩法

① 正坐或仰卧，伸出左手或者右手放在面前，五指朝上，手掌心向内，示指弯曲放在鼻沟中上部，此部位就是该穴位；

② 示指弯曲，用指尖按揉穴位，有刺痛感；

③ 两只手先左后右，每次各揉按1～3分钟，如果急救就用指甲掐按1～3分钟。

取穴 按摩

▶ 精确取穴

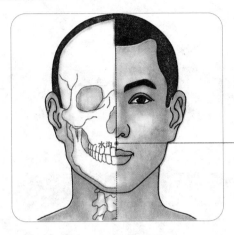

位于人体的面部，当人中沟的上1/3与中1/3交点处。

水沟

功用

分流督脉经水、通经活络。

配伍治病

昏迷急救：水沟配百会、十宣和涌泉；

中暑：水沟配委中和尺泽。

▶ 取穴技巧

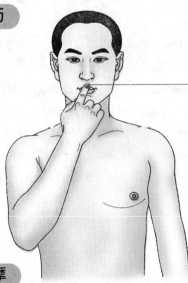

正坐，伸左手（或右手），置面前，五指朝上，掌心朝内，弯曲示指置于鼻沟中上部即是该穴。

▶ 自我按摩

弯曲示指，以指尖揉按穴位，有特别刺痛的感觉。每次左右手各揉按1~3分钟，先左后右。

程度	示指压法	时间(分钟)
重		1~3

第 ⑭ 章

任脉经穴

　　任脉是人体的奇经八脉之一，它与全身所有阴经相连，身体的精血、精液都由任脉所主，因此它也被称为"阴脉之海"。它起始于胞中，下出会阴，经阴阜，沿腹部和胸部正中线上行，经过咽喉，到达下唇内，环绕口唇，并向上分行至两目下，其所主病证为下焦、产育诸症。《黄帝内经·素问·骨空论》中有关于此经病候的记载："任脉为病，男子内结七疝，女子带下，瘕聚。"任脉主治遗尿、遗精、腹胀痛、胃痛、呃逆、舌肌麻痹、各种疝气病、女子带下、小腹结块等症。

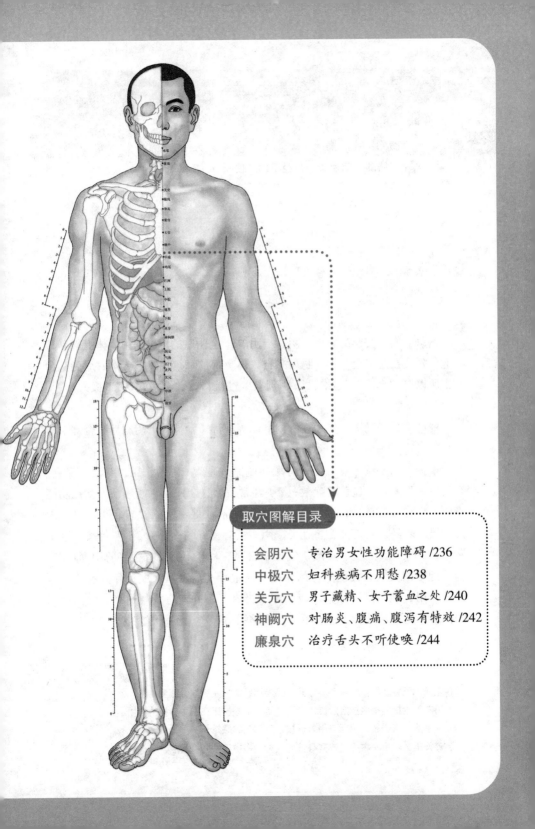

取穴图解目录

会阴穴 专治男女性功能障碍

HUI YIN XUE

主治 腰酸 阴道炎 月经不调 便秘

据《针灸甲乙经》记载，会阴穴是"任脉别络，侠督脉、冲脉之会"；《针灸聚英》云："卒死者，针一寸，补之。溺死者，令人倒驮出水，针补，尿屎出则活。余不可针。"《普济方》云："(会阴穴主)女子经不通，男子阴端寒冲心。"《铜人腧穴针灸图经》云："灸(会阴穴)三壮，主会阴、谷道瘙痒。"以上描述说明了会阴穴的性质和功用。经常按摩这个穴位，可以治疗男女性功能障碍，因为按摩该穴能促进人体内分泌，并使控制性功能的神经中枢保持活跃。

命名：会，交会的意思；阴，指阴液；"会阴"的意思是由人体上部降行的地部阴液在此交会。本穴物质来自人体上部的降行水液，至本穴后为交会状，所以名"会阴"，也名"下阴别穴""屏翳穴""金门穴""下极穴""平翳穴""海底穴"。

部位：属任脉第一穴，在肛门和阴囊根部（女性为大阴唇后联合部）连线的中点处。

主治：（1）按摩这个穴位有醒神镇惊、通调二阴的作用，对溺水窒息、产后昏迷不醒具有显著的疗效；（2）经常按摩这个穴位，能治疗男女性功能障碍、生殖器官疾病，对阴痒、阴痛、阴部汗湿、阴门肿痛、小便难、大便秘结、闭经、阴道炎、睾丸炎、阴囊炎有良好的疗效；（3）坚持按摩这个穴位，对癫狂、疝气、腰酸、气虚、畏寒、月经不调具有很好的调理功能；（4）配三阴交穴有强阴醒神的作用，能治疗产后暴厥，配鱼际穴有养阴泻热的作用，能治疗阴汗如水流，配中极穴、肩井穴有行气通络、强阴壮阳的作用，能治疗难产、胞衣不下、宫缩无力、产门不开等症状。

自我取穴按摩法

① 正坐，腰背后靠，或者两脚分开，呈半蹲状态，左手掌轻握阴囊；
② 用左手中指的指腹按压穴位，右手中指的指腹按压在左手中指的指甲上；
③ 两手的中指交叠，用指腹用力揉按，有酸胀的感觉；
④ 每天早、晚用左右手轮流交叠按摩穴位，每次揉按1～3分钟。

取穴 按摩

▶ **精确取穴**

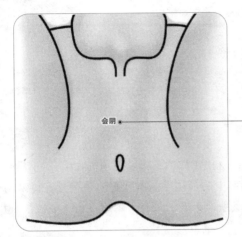

会阴

位于人体的会阴部，男性当阴囊根部与肛门连线的中点。

功用

疏导水液、生发任脉经气。

配伍治病

癫狂病：会阴配神门；
溺水窒息：会阴配水沟。

▶ **取穴技巧**

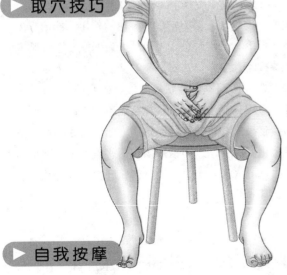

正坐，腰背后靠（或两脚分开，半蹲），左手掌轻握阴囊，左手中指指腹所在穴位即是。

▶ **自我按摩**

左手中指指腹按压在穴位上，右手中指指腹按压在左手中指指甲上，两手中指交叠以指腹用力揉按，有酸胀的感觉。每天早、晚左右手指交叠互换，各揉按1~3分钟。

程度	中指压法	时间(分钟)
重		1~3

中极穴 妇科疾病不用愁

ZHONG JI XUE

主治 尿频 尿急 月经不调 痛经

据《针灸甲乙经》记载，中极穴是"足三阴、任脉之会"；《类经图翼》云：中极穴，"孕妇不可灸"。意思是说，怀孕的女性千万不能针灸这个穴位。这个穴位是治疗各种妇科疾病的首选穴位，如月经不调、痛经、赤白带下、子宫脱垂等，都可以通过坚持按压这个穴位来进行调理和治疗。此外，这个穴位对遗精、阳痿等男性生理和性功能方面的疾患也有很好的调理作用。

命名：中，与外相对，这里指穴内；极，屋顶的横梁；"中极"的意思是任脉气血在此达到了天部中的最高点。本穴物质为曲骨穴传来的阴湿水气，上升至中极时，达到其所能上升的最高点，所以名"中极"，也称"气原穴""玉泉穴""膀胱募穴""气鱼穴"。

部位：属任脉的穴位，在下腹部前正中线上，当脐中下4寸处。

主治：（1）按摩这个穴位有助气化、调胞宫、利湿热的作用，能治疗遗精、阳痿、月经不调、痛经、带下、子宫脱垂、早泄、产后恶露不止、胞衣不下、水肿等病症；（2）坚持按摩这个穴位，对遗溺不禁、疝气、不孕、崩漏、白浊、积聚疼痛、阴痛、阴痒、阴挺等症状具有很好的调理作用；（3）配膀胱俞穴有调理脏腑气机的作用，能治疗膀胱气化功能不足引起的小便异常，配关元穴、三阴交穴、阴陵泉穴有化气行水的作用，能治疗尿潴留、淋症，配阴交穴、石门穴有活血化瘀的作用，能治疗闭经、恶露不止，配中封穴、脾俞穴、小肠俞穴、章门穴、气海穴、关元穴有调养肝脾、调理冲任的作用，能治疗白带、白浊、梦遗、滑精。

自我取穴按摩法

① 正坐或仰卧，双手放在小腹上，手掌心朝下，用左手中指的指腹按压穴位，右手中指的指腹按压在左手中指的指甲上；

② 用两手中指同时用力揉按穴位，有酸胀的感觉；

③ 每天早、晚轮流用左右两手揉按穴位，每次揉按1~3分钟。

取穴 按摩

▶ 精确取穴

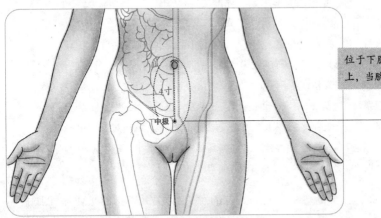

位于下腹部前正中线上，当脐中下4寸。

▶ 取穴技巧

正坐，双手置于小腹，掌心朝下，左手中指指腹所在位置的穴位即是该穴。

功用

募集膀胱经水湿。

配伍治病

阳痿、早泄：中极配大赫、肾俞和阴交；

遗溺不止：中极配阴谷、气海和肾俞。

▶ 自我按摩

以左手中指指腹按压穴位，右手中指指腹按压在左手中指指甲上，同时用力揉按穴位，有酸胀的感觉。每次左右手中指轮流在下，各揉按1~3分钟。

程度	中指压法	时间(分钟)
重		1~3

GUAN YUAN XUE

关元穴 男子藏精、女子蓄血之处

主治 阳痿 早泄 月经不调 崩漏

关元穴又称丹田，据《针灸甲乙经》记载，它为"足三阴、任脉之会"。《圣惠方》云："引岐伯云，但是积冷虚乏病，皆宜灸之。"《类经图翼》云："此穴当人身上下四旁之中，故又名大中极，乃男子藏精、女子蓄血之处。"《扁鹊心书》云："每夏秋之交，即灼关元千壮，久久不畏寒暑。人至三十，可三年一灸脐下三百壮；五十，可二年一灸脐下三百壮；六十，可一年一灸脐下三百壮，令人长生不老。"由此可见，这个穴位对人体保健具有重要意义。经常按摩这个穴位，能治疗男性性功能障碍如阳痿、早泄、遗精、气虚、体弱等，对女性月经不调、痛经、带下等症状也有很好的调理作用。

命名：关，关卡的意思；元，元首的意思；"关元"指的是任脉气血中的滞重水湿在此处不得上行。因为本穴物质为中极穴吸热上行的天部水湿之气，到达本穴后，大部分水湿被冷降于地，只有小部分水湿之气吸热上行，此穴位就如同天部水湿的关卡一样，所以名"关元"。

部位：属任脉的穴位，在人体下腹部前正中线上，当脐中下3寸处。

主治：（1）按摩这个穴位有培肾固本、调气回阳的作用，能治疗阳痿、早泄、月经不调、崩漏、带下、不孕、子宫脱垂、闭经、遗精、遗尿、小便频繁、小便不通、痛经、产后出血、小腹痛、腹泻、腹痛、痢疾、完谷不化等症状；（2）坚持按摩这个穴位，对全身衰弱、尿路感染、肾炎、疝气、脱肛、中风、尿道炎、盆腔炎、肠炎、肠粘连、神经衰弱、小儿消化不良等疾患有很好的疗效。

自我取穴按摩法

① 正坐或仰卧，双手放在小腹上，手掌心朝下，用左手中指的指腹按压穴位，右手中指的指腹按压在左手中指的指甲上；

② 用两手中指同时用力揉按穴位，有酸胀的感觉；

③ 每天早、晚左右手轮流揉按穴位，先左后右，每次揉按1～3分钟。

取穴 按摩

▶ 精确取穴

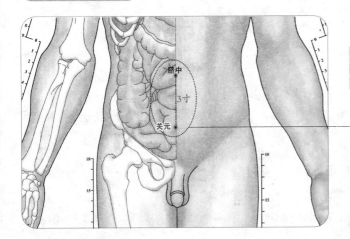

脐中

3寸

关元

位于下腹部前正中线上，当脐中下3寸。

▶ 取穴技巧

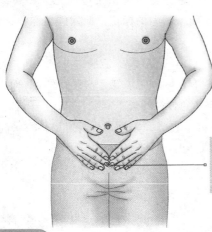

功用

募集小肠经气血、传导任脉水湿。

配伍治病

中风脱证：关元配气海、肾俞和神阙；

虚劳、里急、腹痛：关元配足三里、脾俞和公孙。

正坐，双手置于小腹，掌心朝下，左手中指指腹所在位置的穴位即是该穴。

▶ 自我按摩

以左手中指指腹按压穴位，右手中指指腹按压在左手中指指甲上，同时用力揉按穴位，有酸胀的感觉。每次左右手中指轮流在下，各揉按1～3分钟，先左后右。

程度	中指压法	时间(分钟)
重		1～3

神阙穴 对肠炎、腹痛、腹泻有特效

SHEN QUE XUE

主治 腹满水肿 泄泻 阴痒 小便不利

神阙穴是人体任脉的重要穴位之一，也是人体的长寿大穴，它与人体的生命活动密切相关。母体中的胎儿靠脐带、胎盘呼吸，属于先天真息状态；胎儿脱离母体后，脐带被切断，先天呼吸中止，后天肺呼吸才开始工作。脐带、胎盘紧连在脐中，因而，没有神阙穴，生命就不复存在。经常按摩神阙穴，可以使人体真气充盈、精神饱满、体力充沛、腰肌强壮、面色红润、耳聪目明、轻身延年，并对腹痛肠鸣、水肿鼓胀、泻痢脱肛、中风脱证等有独特的疗效。《类经图翼》云："故神阙之灸，须填细盐，然后灸之以多为良。若灸之三五百壮，不惟愈疾，亦且延年；若灸少，则时或暂愈，后恐复发，必难救矣。但夏月人神在脐，乃不宜灸。"《神灸经纶》云："凡卒中风者，此穴最佳。罗天益云：中风服药，只可扶持，要收全功，灸火为良。盖不惟追散风邪，宣通血脉，其于回阳益气之功，真有莫能尽述者。"

命名：神，尊、上、长的意思，这里指父母或先天；阙，牌坊的意思。"神阙"的意思是先天或前人留下的标记。此穴位也称"脐中""脐孔穴""气合穴""命蒂穴"等。

部位：属任脉的穴位，在人体的腹中部，肚脐中央。

主治：（1）按摩这个穴位有温阳固脱、健运脾胃的作用，对小儿泻痢有特效；（2）按摩这个穴位能治疗急慢性肠炎、痢疾、脱肛、子宫脱垂、水肿、中风、中暑、不省人事、肠鸣、腹痛、泻痢不止等疾患；（3）配关元穴有温补肾阳的作用，能治疗久泄不止、肠鸣腹痛，配百会穴、膀胱俞穴有升阳举陷、回阳固脱的作用，能治疗脱肛，配石门穴有温阳利水、通经行气的作用，能治疗大腹水肿、小便不利。

自我取穴按摩法

① 正坐或仰卧，双手轻搓直到微热，用左手手掌的掌心对准肚脐，覆盖在肚脐上，右手手掌的掌心向下，覆盖在左手的掌背；

② 双手的手掌同时用力揉按穴位，有酸痛感；

③ 每天早、晚左右手轮流在下揉按穴位，先左后右，每次揉按1~3分钟。

取穴 按摩

▶ 精确取穴

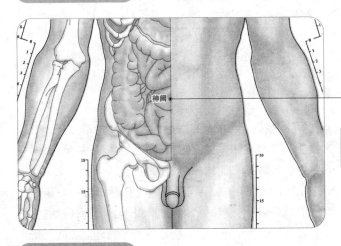

神阙

位于人体的腹中部，脐中央。

▶ 取穴技巧

功用

温阳固脱、健运脾胃。

配伍治病

泻痢便秘、绕脐腹痛：神阙配公孙、水分、天枢和足三里；

脱肛、小便不禁：神阙配长强、气海和关元。

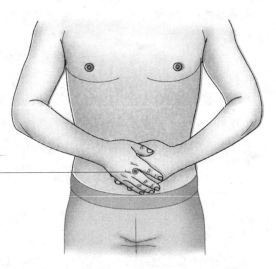

在肚脐正中取穴即可。

▶ 自我按摩

用左手掌心对准肚脐，覆盖在肚脐上，右手手掌覆盖于左手掌背，双手掌同时用力揉按穴位，有酸痛感。左右手互换同理，各揉按1~3分钟。

程度	双掌压法	时间(分钟)
轻		1~3

廉泉穴 治疗舌头不听使唤

LIAN QUAN XUE

主治 言语不清　舌根急缩　舌下肿痛　舌缓流涎

如果受了风寒或中风后，舌头不能转动，或舌肿难言，按压廉泉穴能起到缓解症状的作用。据《针灸甲乙经》记载，此穴位为"阴维、任脉之会"。《类经图翼》云："然则廉泉非一穴，当是舌根下之左右泉脉，而且为足少阴之会也。"

命名：廉，廉洁、收敛的意思；泉，水的意思；"廉泉"的意思是任脉气血在此冷缩而降。本穴物质为天突穴传来的湿热水气，至本穴后散热冷缩，由天之上部降至天之下部，本穴如同天部水湿的收纳之处，所以名"廉泉"，也称"本池穴""舌本穴""结本穴"。"本池"指本穴为任脉水湿的收聚之地。"舌本"指本穴聚集的天部水湿为任脉气血的来源根本。因为任脉气血在此处天之下部，天之上部的气血为空虚之状，阴维脉的气血随之而入，所以此穴也是阴维、任脉的交会穴。

部位：这个穴位在人体的颈部，当前正中线上，结喉上方，舌骨上缘凹陷处。

主治：（1）按摩这个穴位能治疗舌下肿痛、舌根急缩、舌纵涎出、舌强、中风失语、舌干口燥、口舌生疮、暴喑、喉痹、聋哑、咳嗽、哮喘、消渴、食不下等疾患；（2）坚持按摩这个穴位，对言语不清、口腔炎等症状有很好的疗效；（3）配然谷穴有养阴活络的作用，主治舌下肿难言舌纵涎出，配天井穴、太渊穴有疏风解表的作用，能治疗感冒、咳嗽、喉痹，配金津穴、玉液穴、天突穴、少商穴能治疗舌强不语、舌下肿痛、舌缓流涎、暴喑。

自我取穴按摩法

① 正坐或者仰卧，伸出左手，手掌心向右，手指尖向上，大拇指弯曲，用手指尖按揉下巴下方即是；

② 大拇指弯曲，用指尖从上往下按揉下巴下方的穴位，有酸、麻、胀的感觉；

③ 交替用左右手的大拇指按揉穴位，先左后右，每次按揉1～3分钟。

取穴　按摩

▶ 精确取穴

位于人体的颈部，当前正中线上，结喉上方，舌骨上缘凹陷处。

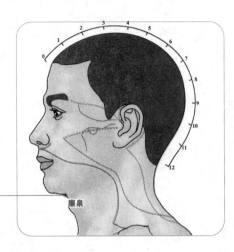

廉泉

▶ 取穴技巧

正坐，伸左手，掌心向右，指尖向上，弯曲大拇指用指尖扣按下巴下方穴位即是该穴。

功用
收引阴液。

配伍治病
舌强不语、舌下肿痛、舌缓流涎：廉泉配金津、玉液和天突。

▶ 自我按摩

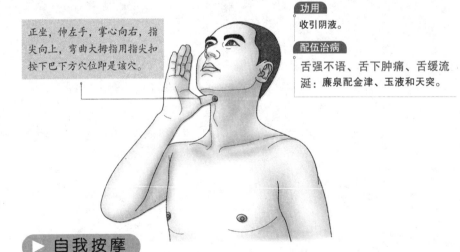

弯曲大拇指，由上往下，用指尖扣按下巴下方的穴位，有酸、麻、胀的感觉。每次用左右大拇指各揉按1～3分钟，先左后右。

程度	拇指压法	时间(分钟)
轻		1～3